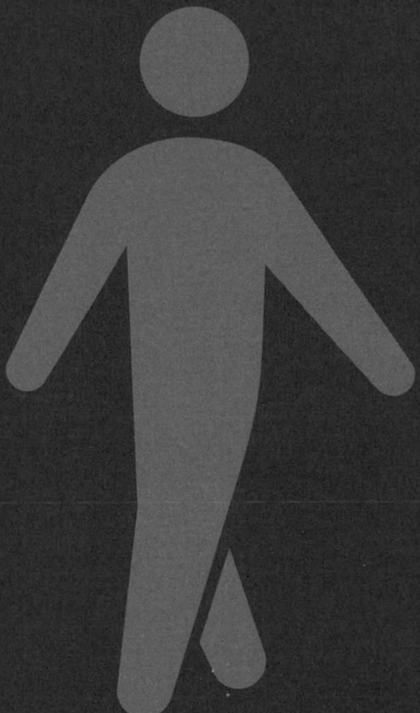

大都會文化
METROPOLITAN CULTURE

大都會文化
METROPOLITAN CULTURE

60天重塑你的平衡感與肌耐力

安保雅博、中山恭秀 著
童唯綺 譯

前言

之前在學會上與醫務局人員在會場中同行時，差點被絆倒，最後手扶在地板上。好在周遭沒有什麼人，還不致於醜態畢露。

「隨著年紀的增長，阿基里斯腱也變得越來越僵硬，做做伸展體操吧！請跟隨醫務局的指示，確實地做好自主健康管理呀！」

那位年輕的醫務局人員微笑地說著。

筆者那時很明顯是腳絆到跌倒，雖然他們叫我不要有所顧忌，什麼都可以提出來詢問，我也一時語塞，無可奈何，但如同他們所指導的，我每天通勤，在搭乘好幾台電扶梯時，一邊注意不會為後方的人造成困擾，一邊確實地伸展阿基里斯腱。

因新冠肺炎的影響，鑑於安全考量，從東京回到故鄉老家的行車班次銳減，在乘坐方式等等都必須洽詢才能得知的狀態下，還好足夠幸運能趁著空檔回去老家一趟。

我和老家的母親聊天時，我的母親目前的歲數已超過平均壽命，她突然提出想要削蘋果，但當她要起身時，沒有站起來，反而是咚隆一聲，兩膝著地跪了下去。

當下一陣驚慌趕緊帶她去就醫，醫生診斷說是撞傷，但這很明顯是因為肌力下降，導致平衡障礙而引發跌倒。

跌倒到底是怎麼一回事，其實也沒有明確的定義，在身體活動時，絆倒或是步履踉蹌，會有很多原因造成腳底以外的部位接觸地面的狀態，請自行進行判斷。

我想各位都曾經跌倒過吧！跌倒有各種原因，可能可以預防，也有可能即使已經知道如何預防也無法防範，也就是說這世上「不是所有的跌倒都是能夠預防的。」

重要的是，消滅「可以預防的跌倒」，便不會導致骨折。

本書由我以及我擔任復健科主治醫師所配合的物理治療師中山恭秀先生共同編寫而成，我主要負責第一章和第六章的內容，而第二章到第五章的內容由中山先生負責完成。我們根據復健現場進行解說，讓讀者能夠培養成不容易跌倒的體格，也點出如何創造「零跌倒生活」環境的小巧思。

如果本書能為讀者們帶來參考價值的話，實屬萬幸。

安保雅博

第2章

爲什麼會跌倒呢？如何才能避免跌倒呢？

第3章 兩個月速成不容易跌倒的體格！簡單鍛鍊術①強化平衡感

第4章 兩個月速成不容易跌倒的體格！簡單鍛鍊術②強化肌力

第5章

效果一級棒！創造能預防跌倒的生活環境

第6章 目前跌倒骨折之最尖端的治療方式

第1章

預防跌倒之唯一重要的理由

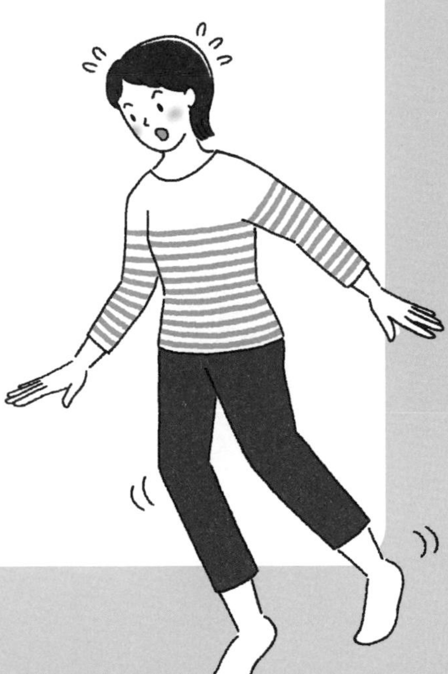

是否有「害怕跌倒」的想法呢？

在電車裡、人潮擁擠時、上下樓梯時……

說到跌倒，也許大家有「慘摔一跤」的印象，但並沒有明確的定義。

當然沒有發生跌倒是最好的。但即使沒有跌倒，也可能有過腳絆到差點摔倒、滑了一下差點跌跤而嚇得一身冷汗的經驗吧！

在電車上，人潮擁擠的地方，或是上下樓梯時，是否有過「深怕跟人相撞，不知怎麼地腳步越來越不踏實」的想法？

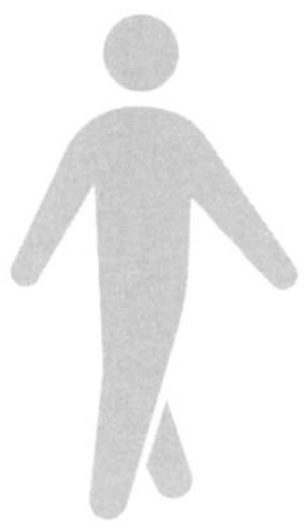

或想著「如果摔倒該怎麼辦？」

年輕時對跌倒這回事不會感到害怕，也不會擔心，但隨著年齡漸長，就會漸漸感到恐懼……，這是很多銀髮族的心聲。

日本東京消防廳將「跌倒」定義為：因倒下去時，沒有隨著高低落差移動身體而受傷（「受傷」等同於因事故造成傷害）。順帶一提，「因倒下去時沒有隨高低落差移動身體而受傷」歸類於「跌落」的一種。

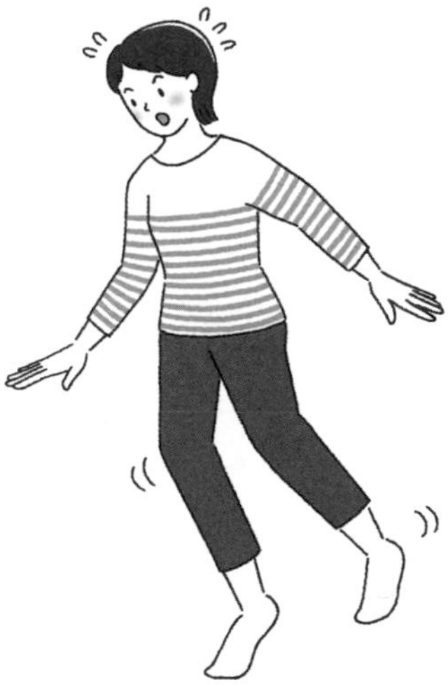

走路踉踉蹌蹌，
嚇得冒出一身冷汗

年齡組別急救搬運患者人員

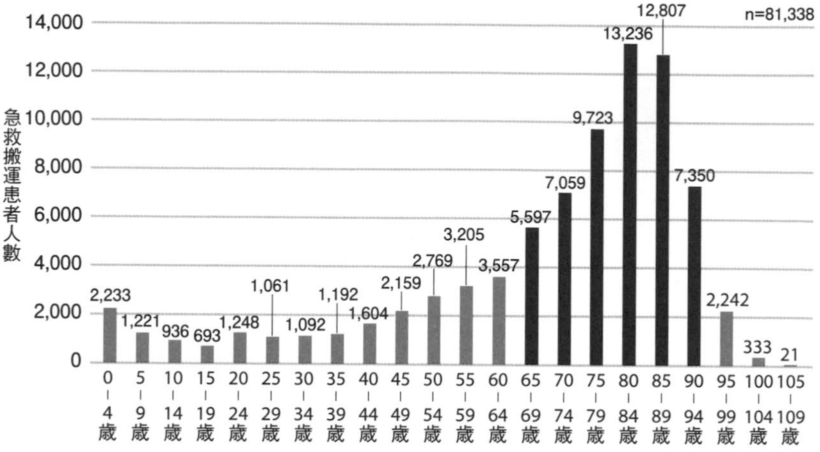

出處：2018 年。日本東京消防廳防災部防災安全課「基於急救搬運數據所見之日常生活意外事故的實況」

你知道嗎？這個圖是日本東京消防廳防災部安全課發表的每年「基於急救搬運數據所見之日常生活意外事故之實況」的報告。

二〇一八年在東京消防廳的管轄區域內，因日常生活中發生的各式各樣的意外事故，約有十四萬四千人接受急救搬運。其中有半數以上為六十五歲以上的銀髮族。

而銀髮族因發生意外事故而需要急救搬運的種種原因中，「跌倒、摔落」就占了約八成。

隨著年歲漸長，跌倒事件也隨之增加

日本消費者廳針對上述東京消防廳統計的急救搬運數據進行數年的分析，表示有以下幾點相當值得注意（根據二〇一八年「銀髮族意外事故狀況」）

・因跌倒摔跤的死亡人數年年增加

・在銀髮族當中因「跌倒、摔落」而需要急救搬運的患者人

各意外事故類別下之銀髮族急救搬運患者人數（2018年）

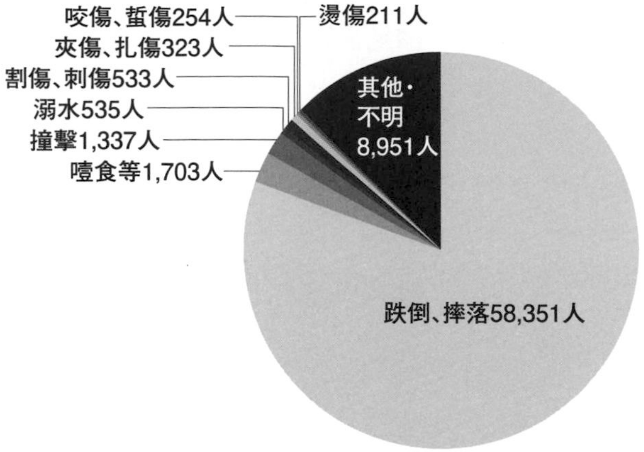

銀髮族因「跌倒、摔落」而造成身故的人數（每三年）

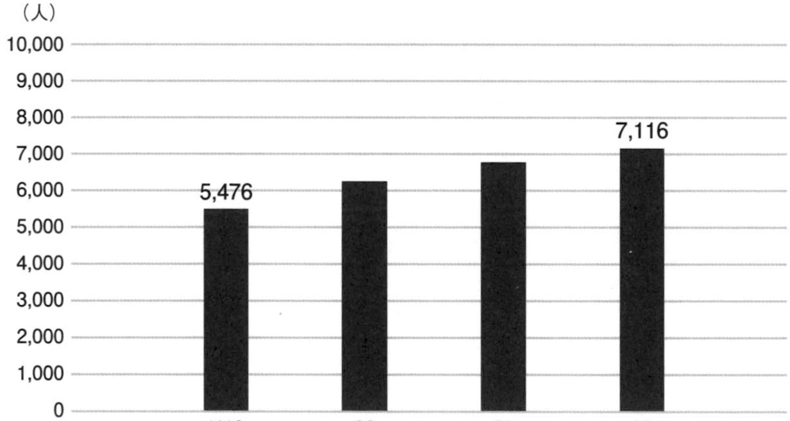

出處：2018 年。日本消費者廳「關於銀髮族意外事故的狀況」

數之中，約有40%為中等症狀以上（無生命危險，但必須就醫）

・日本將高齡者分為前期高齡者（六十五歲以上）和後期高齡者（七十五歲以上）。

近來，七十五歲以上的高齡者，每長五歲，在以每十萬人口計算的死亡人數中，有呈現倍數增加的傾向。

隨著年紀增長，「跌倒、摔落」的事故增加，危險性也增高，老年人「萬一跌倒該怎麼辦？」、「很怕跌倒」的這些想法，也確實符合統計上的數據。

孩童和年輕人也會摔倒，但銀髮族跌倒比較危險的理由

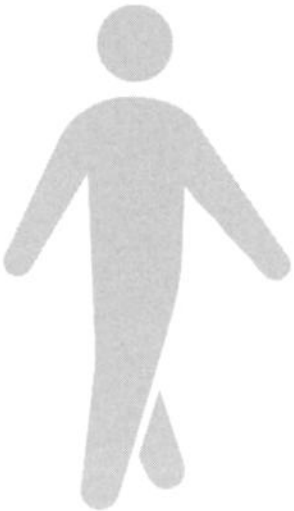

容易造成骨折

雖說如此，但跌倒不只會發生在銀髮族身上，年輕人也會跌倒。在先前提到日本東京消防廳的報告書中，也有顯示各年齡層的跌倒意外事故，是最大宗的急救搬運原因。

只是在年輕的時候，假如被人撞到，雖會瞬間感到一陣踉蹌，但只要具備可以瞬間叉開雙腳來站穩腳步的肌力、反

應速度和平衡能力，多半不至於跌倒。還有，由於年輕時的身體柔軟有彈性，即使跌倒了，造成損傷的例子也較少，亦即當跌倒發生在年輕時，我們的「應變能力強」。

然而，年歲漸長後，當步伐逐漸不穩，身體搖搖欲墜時，無法叉開雙腳站穩腳步，人就會直接倒下去，跌倒發生時容易造成較大的傷害。

而跌倒造成的問題就是「骨折」。

隨著年齡漸長，骨頭變得比年輕時更脆弱，患有骨質疏鬆症的人也不在少數，變得脆弱的骨頭，非常容易骨折。

「害怕跌倒」這件事的原因當中，也有一部分是來自於

「怕跌倒會造成骨折」的想法。

至於在跌倒後可能骨折的部位中，最具代表的就是手腕、肱骨（也就是上臂骨）、髖關節（大腿的根部）。

不知你可否分辨手腕和髖關節骨折的不同呢？**跌倒時，身體會產生防禦的反射動作，像是想要伸出手抵擋，便可能會造成手腕的骨折。然而，當手沒有早點伸出去支撐身體時，則有機會造成髖關節的骨折。**

年輕人也會因為跌倒而骨折，但多半發生在手腕和手臂，是因為跌倒時他們能瞬間伸出手來支撐，而銀髮族的情況，常常是因為沒有伸出手支撐而直接倒在地面上，腰部撞擊地

依照目前照護需求類別所見之必要照護的主要原因(前三名)

(單位:%)　　2019年

照護需求程度	第1名		第2名		第3名	
總數	失智症	17.6	腦血管疾病(腦中風)	16.1	年老之衰弱	12.8
支援需求者	關節疾病	18.9	年老之衰弱	16.1	骨折、跌倒	14.2
支援需求級別1	關節疾病	20.3	年老之衰弱	17.9	骨折、跌倒	13.5
支援需求級別2	關節疾病	17.5	骨折、跌倒	14.9	年老之衰弱	14.4
照護需求者	失智症	24.3	腦血管疾病(腦中風)	19.2	骨折、跌倒	12.0
照護需求級別1	失智症	29.8	腦血管疾病(腦中風)	14.5	年老之衰弱	13.7
照護需求級別2	失智症	18.7	腦血管疾病(腦中風)	17.8	骨折、跌倒	13.5
照護需求級別3	失智症	27.0	腦血管疾病(腦中風)	24.1	骨折、跌倒	12.1
照護需求級別4	腦血管疾病(腦中風)	23.6	失智症	20.2	骨折、跌倒	15.1
照護需求級別5	腦血管疾病(腦中風)	24.7	失智症	24.0	年老之衰弱	8.9

註:「目前照護需求程度」是指2019年6月時的照護需求程度。

出處：日本厚生勞動省「2019 年國民生活基礎調查之概況」

面就容易導致髖關節的骨折。

當然，在銀髮族當中也存在個人體能的差異，我們或可作出以下的判斷：如果跌倒者的肌力和平衡能力偏低，會造成手腕的骨折；而當跌倒者的肌力和平衡能力過低，則會造成髖關節的骨折。

也會導致臥病在床

如果是年輕人的話，即使

骨折了也能早點痊癒，而銀髮族的話就較有困難。

以上的表格，是日本照護保險中需要接受照護的原因，多半為失智症和腦中風，但因為「骨折和跌倒」而有照護需求的人也不在少數。

至於潛在疾病的第三名（骨折、跌倒）也適用支援需求和照護需求，而這裡所說的骨折大部分是因為跌倒造成的髖關節骨折，由於髖關節為大腿根部的骨頭，會直接導致人無法行走，適合手術者需儘早接受手術治療。

即使最終骨折痊癒了也會因為靜養而導致肌肉衰退，常常會演變成廢用症候群，結果也大多會走向臥病在床的狀況。

由此可知，即便跌倒了，也沒有人會希望骨折吧！

跌倒經驗引起的「跌倒後症候群」

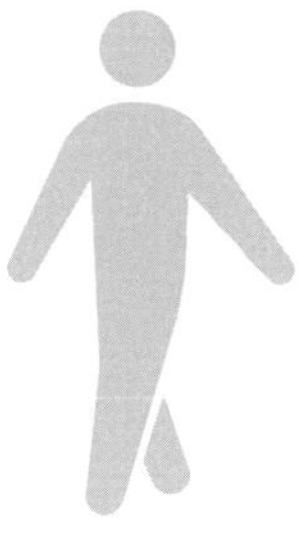

因爲害怕「也許還會跌倒」，就不再外出

因為有過跌倒的經驗，而患有「跌倒後症候群」的人們也不在少數。在生活中抱著「也許還會跌倒」的恐懼感，而過於避免外出，變得不怎麼想要活動身體，進而導致活動量明顯不足，同時併發廢用症候群等等的障礙，這就是跌倒後症候群。

變得漸漸不外出或活動的結果會導致肌力不足，如此可說是陷入了越來越容易跌倒的惡性循環。

也有調查結果顯示，在跌倒經驗者當中有32%的人們，自覺對「跌倒」這件事有恐懼感。

筆者參與過很多腦中風復健的相關工作，不管是年輕或是年長的患者，只要是腦中風的患者在跌倒後，即便沒有骨折，麻痺等症狀也沒有惡化，但常會有步行困難的情況出現，在嚴重的情形下，也有無法踏出腳步行走的情況產生。

明明一直以來都在走路，卻突然無法行走，不管去哪就醫，病情都無法有進展，筆者每年都為這樣的病患看診。

有過腦中風等後遺症，原本就需要努力步行的人們，**只要有過跌倒的經驗，身體便會自然而然對於行走啟動防禦機制。**

身體處於對跌倒的備戰狀態下，如此一來，便會感到畏懼和膽怯。而身體為了取得平衡，頭部就會向前傾，最終形成彷彿背部肌肉彎曲的蜷伏姿勢，患者在如此狀態下，還能夠往前邁出腳步嗎？

雖然上述的情況好像說得很嚴重，但關於修復的時間會依照罹患症狀的期間長短而定，如果治療時可以知道害怕步行的原因，如此害怕行走或擔心跌倒的情況，大部分是會好轉的。

沒有必要過於害怕！預防跌倒並非難事

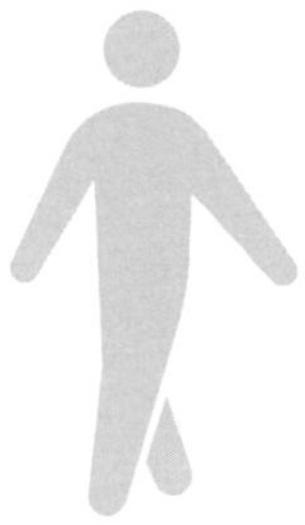

一直關在家裡容易生病

「跌倒」的可能性不會為零，而隨著年紀漸長，跌倒的危險性也會增高，尤其是自六十五歲起跌倒的可能性就會增加，到了七十五歲以後可能性會變得更高。

然而，因為害怕跌倒就把自己關在家裡，這是本末倒置的行為，即使不會遇到跌倒的情況，但身體因為缺乏活動而引起其他疾病的可能性也會增高。

重要的是「消滅可以預防的跌倒」，避開「骨折」的危機。

由美國疾病管理與預防中心（CDC）印製及發行的《預防跌倒須知手冊》（What You Can Do to Prevent Falls），將所有與預防跌倒相關的知識精心匯整於書中。其中有四點極為重要，以下輔以其他報告進行說明。

① 服用的藥物應進行確實的評估

跌倒的要因之一為「藥物因素」。

會與精神類型的藥物或抗心律不整藥、利尿劑等多數藥物有所關聯。根據《預防跌倒須知手冊》中 Robbins 等人的說明：下肢肌力不足、平衡感差、內服藥使用四劑以上等三個要因，據稱與跌倒的發生有很大的關聯性。

當上述的三個危險因子都不存在時，跌倒率只有12％，但如果全部都存在的話，跌倒率高達100％。

不適當的藥物，其品質和劑量，皆會引起平衡障礙和肌力不足。

②　改善平衡能力和肌力

關於這一點，我們將於下一章進行詳細的解說。

③　每年接受一次眼科檢查，以及有必要檢查腳的狀況且穿著合適的鞋子

如果有白內障或青光眼，會使我們的視力變差，視線也會變得狹小，變得容易跌倒。也要檢查自己腳的狀況，如果穿上不合適的鞋子，跌倒的可能性也會增高。

④ 將家中布置成安全的環境

「跌倒」其實很常發生在家中（請參照第二章），觀察日本事故要因類別，在家中有很多的意外是發生在「客廳」、「樓梯」、「走廊」、「床」等處，海外國家的結果似乎也是如出一轍。

關於家中的環境布置，根據CDC的建議，有以下的事項：

・在走廊和樓梯等場所中，將紙張、書本、衣服、鞋子等容易導致絆倒的東西移除。

・將小地毯移除或使用雙面膠帶讓小地毯容易不會滑溜。

・不使用椅凳，需要頻繁使用的東西放置於貯藏櫃當中。

・在浴缸和馬桶旁安裝扶手。

・浴缸及淋浴間的地板應使用止滑墊。

・隨著年紀漸長，視力也會變差，必要時需將照明設備調亮。

・吊掛輕型的窗簾和遮光簾等，減輕光線的刺眼程度。

・在所有的樓梯旁安裝扶手和照明燈。

・在家中或外面都穿上合腳的鞋子。

關於整理家中環境的方法，我們將於第五章進行詳述。

萬一發生骨折，現今良好的治療法爲何

本書的主旨為打造「不容易跌倒的體格」，最終的理想是大家能變得「不怕跌倒」。

若要不怕跌倒，應該積極地外出，把每天的生活都過得生龍活虎。因為**只要外出，活動量也會增加，自然就會增長肌力，更能鍛鍊成不容易跌倒的體格。**

雖然骨折令人感到恐懼，不過即使跌倒也未必會骨折。

把小心謹慎視為最高指導原則，而實踐本書所傳授的鍛鍊方法，跌倒的機率一定能大幅下降。

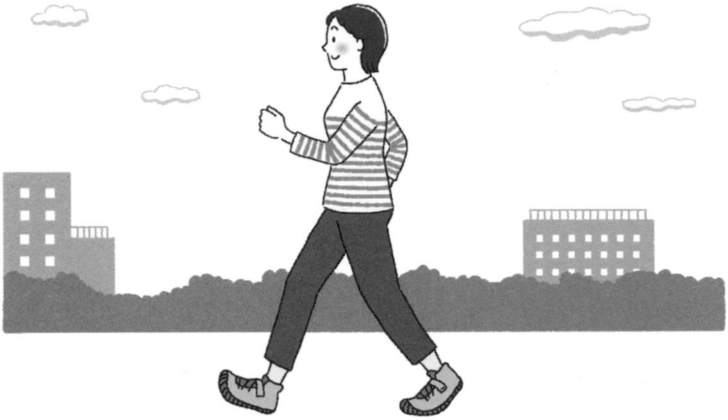

現今醫學的復健表現也相當優異，即使骨折了，多半也能重新回歸社會。

不過，最理想的情況還是不要骨折，在此祝願各位讀者可以鍛鍊成不容易跌倒的體格，而在第六章也將會介紹萬一發生骨折情況時的手術方式。

第 2 章

爲什麼會跌倒呢？如何才能避免跌倒呢？

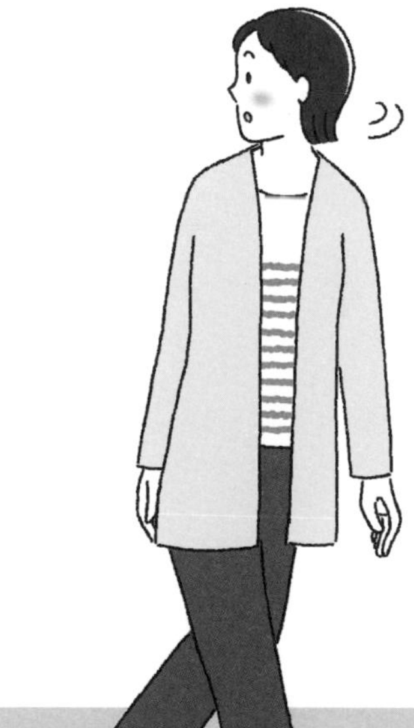

事實上，比起「在外面」，「在家中」跌倒的案例更多

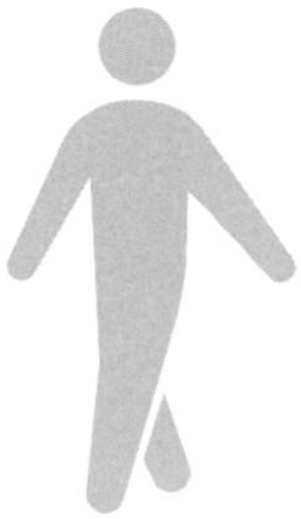

約七成，其中在自己的房間占三成

根據日本東京慈惠會醫科大學復健科從「跌倒後大腿骨骨折的患者」蒐集而來的數據，跌倒的狀況會依照「活動範圍」而有所不同。

事實上，大多數銀髮族發生跌倒的情況都在「室內」。

對於這個結果是不是會感到很意外呢？在大多數情況下我們會認為「跌倒」比較容易發生在室外，例如外出時，或是在人潮擁擠的地方、上下車站的樓梯時等等。像筆者同樣身分的專業人士們，也在想該如何針對這個結果作出解釋。

不過，實際上大約有七成的「跌倒」發生在家中，造成髖關節骨折。其中大約有三成的「跌倒」是發生在自己的房間。**在導致「跌倒」的原因中，最多的情況是來自於「步行」：因為走路時摔跤了。**

而在室外常見的「跌倒」情況，可能是因為台階的段差或是被障礙物絆倒；因為滑溜的地板材質或是濕漉的地板，進而滑倒跌了一跤，另外也有因為撞到人跌倒的案例。

即便是沒有受到「來自外部的力量」導致跌倒，也有光是走路搖搖晃晃，腳步不靈活、步履蹣跚而跌倒的例子。

步行時、起身時，跌倒發生在日常生活中

發生情況第二高的跌倒原因是因為「站起來、處於立姿」時，也就是在站立的狀態下跌倒。

因為身體功能較低或室外的活動變少導致肌力降低而跌倒，例如站著穿上褲子時；想要拿取櫃子上的東西時；或是晚上想要去上廁所時；早上起床要站起來時等等狀況。

以上情境，看似跟跌倒沒什麼關係，都是不經意的動作

或日常生活中平常的行動。但事實上，這些動作會造成身體失去平衡，然後「造成骨折」。

透過以上介紹，我們可以作出結論：在日常生活中，任何人都有可能跌倒，任何原因都有可能成為跌倒的要素，意即**「跌倒發生於日常生活中」**。

那麼，有哪些原因會發生在自己身上呢？首先，在日常生活中，那些不經意的動作，不會突然升級變成困難的動作，會發生變化的是「人」。

隨著年齡增長，身體的各種機能變差，那些年輕時順理成章、輕而易舉就能做到的動作，年老時卻會導致身體失去平衡而造成跌倒。

即使你可能認為自己還年輕，但身體可不會這麼認為，我們的大腦即使判斷「做得到」，但身體功能可能也已無法同步應付大腦下達的命令，達不到要求。

因跌倒造成大腿骨骨折的患者之跌倒地點

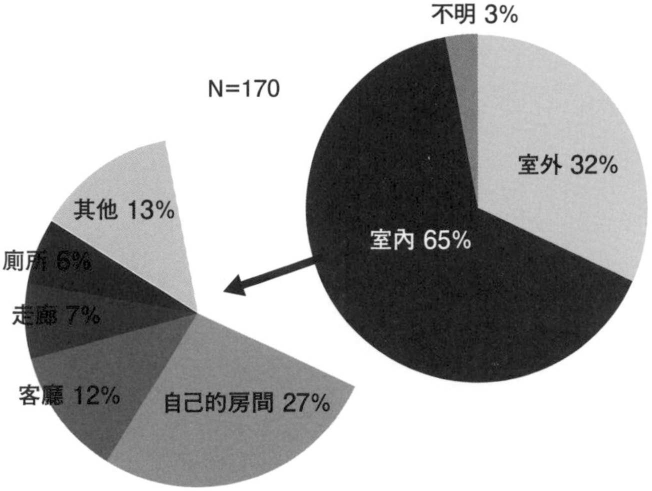

導致跌倒的原因

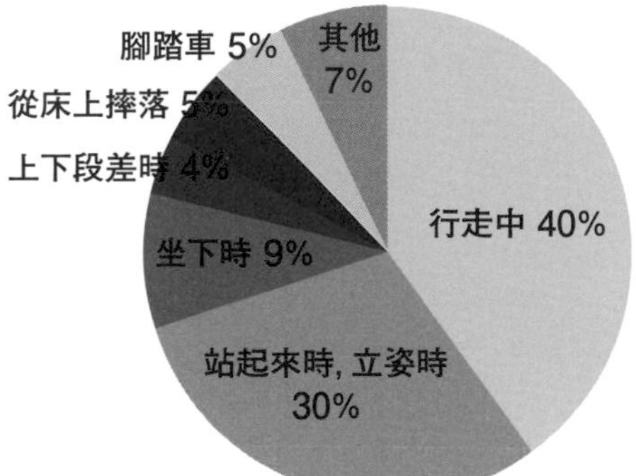

出處：日本東京慈惠醫科大學附設第三醫院

「平衡能力偏低」爲主要的原因

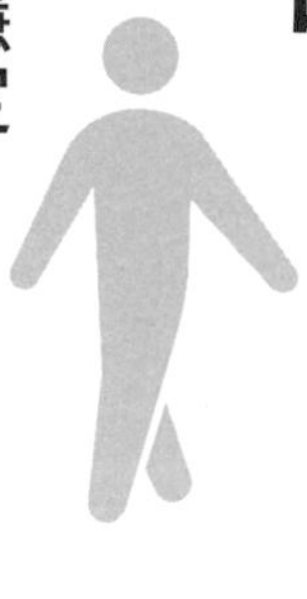

以兩腳站立和行走的人類，姿勢原本就不穩定

人類被認為是從四腳走路進化而來的生物，而大多數的動物也是用四腳步行，以兩腳行走的動物相當有限，總是以兩隻腳走路的可能只有人類。

然而，以四隻腳來支撐身體是非常穩定的，只要聯想到椅子就可以輕易了解吧！在空間中想要讓物體固定住，需要有三點以上的支撐點，當支點越多，物體在空間中的重心也就越穩定。

三隻腳的穩定性也很高，就好比騎三輪車的情況，因為有三個支點所以摔跤的情況也比較少吧！如果改成用兩輪來支撐的話，則會變得不穩定。

然而，**人類在「步行」時，別說是用兩隻腳，用一隻腳都能夠支撐身體。**

人類的行走，可以專門以「倒立鐘擺模型」這個理論加以說明。關於倒立鐘擺模型，由於有點難以想像是什麼，在此先作一些簡單的介紹。

倒立鐘擺模型

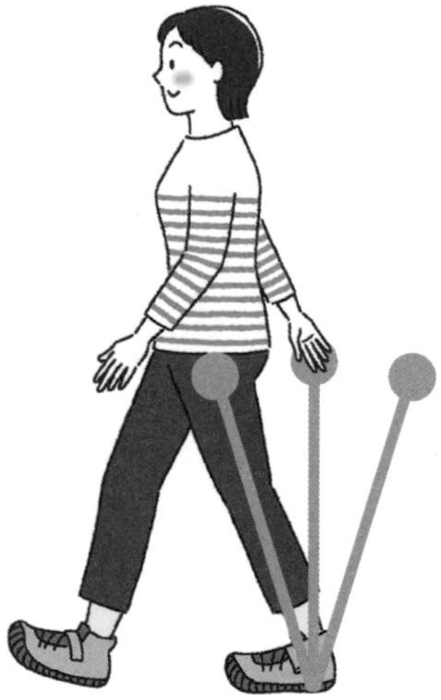

所謂「鐘擺」，即為時鐘的鐘擺，或是催眠師在五元硬幣上綁一條線，在你眼前開始搖擺的情況，這個狀態我們稱為鐘擺，將這個鐘擺倒著放置，呈現倒立狀態，故稱為「倒立鐘擺」。人類的步行與倒立鐘擺有相同之處。

當人在步行時，首先用一隻腳踏出第一步，事實上這就是「向前傾倒的動作」，也就是說**「步行」這回事即為「跌倒」的開端。**對此情況是否感到意外呢？

在身體向前傾倒時，為了對抗身體傾倒的動作而將另一隻腳踏出去。為了不讓身體真的傾倒而將腳踏出去，反覆這一動作就是「步行」。

因此，當單腳觸及地面時，另一隻腳便會向前踏出。也就是說，要做到穩定行走這件事，是要在一邊傾倒的狀態中，一邊也能穩定得以單腳站立、站穩於地面，然後反覆做出這樣的動作才行。

平常我們「走路」時，沒有多加思考就能夠行走，其實也在不知不覺中，以一隻腳站立著。

而在步行中，當然也有兩腳與地面接觸的瞬間，這樣的瞬間大約占步行的25%，其餘幾乎都是以單腳站立的狀態，因為只有一隻腳，身體原本的穩定性當然會開始動搖，很多人便是在步行時跌倒。

再者，**站著穿褲子這件事，也是將單腳抬起。**當拿取架上的物品時，也會先踮起腳尖，再將身體往上伸展，這也是極不穩定的姿勢。

「穩住重心」的全身綜合力

人的身體原本就存在穩定重心、保持姿勢的能力，這個能力稱為「平衡能力」，平衡能力為一種綜合能力，隨年歲的漸長也會隨之變差。

過去曾風行一時的健身型電視遊戲機軟體裡，有測量重心的遊戲，遊玩時 COP（Center of Pressure：身體的重心點）經常會搖晃，年輕時這種晃動應會控制在一平方公分以內。

兩隻腳能站立是很稀鬆平常的狀態，但先將腳尖踮起來，再用單腳站立，身體也不會搖搖晃晃，甚至可以維持這樣的姿勢一段時間，這就是「平衡能力優異」的狀態。

然而，隨著年紀增長，動作的晃動也會加大，便成為一個年齡指標，表示「平衡能力不良」。

您的平衡能力稍微偏低嗎？來檢查看看吧！

那麼，如何彌補平衡能力的不足呢？其中一個動作是**「張開雙腳」**。

當雙腳張開時，向內側傾倒的力量會從左右兩邊合併起來，身體便可以保持穩定。再者，可提供支撐的平面越廣，搖晃也會被吸收。例如在穿高跟鞋時，會並攏腳步站立，這便是一個容易搖晃的姿勢，如果不年輕的話，無法輕易做到這樣的動作。

雖然說張開雙腳可以保持穩定，但人的雙腳也無法無限向外張開，還有，行走時支撐身體的腳只有一隻，要在雙腳張開的同時往前行走，人類在原則上無法做到這樣的動作。

另一個彌補平衡能力的方法是：**借助他物的力量**。

「拿手杖」便是如此，與其一根不如用兩根，與其兩根，不如用三根，穩定性會越高。

站起身時以及站在手扶梯上時，抓緊扶手也是借助外力來彌補平衡力不足的行為。

與其說這些輔助動作是在有意識的情況下做的，應說多半是受到潛意識驅使。

讓我們來檢視看看吧！在檢查表上會打幾個勾呢？

如果有一個勾的話，代表你的平衡能力也許是不佳的，但是沒關係，平衡能力只要稍作鍛鍊就能夠恢復至不錯的狀態。

平衡能力檢查

- □ 1 倚著靠背時，不知不覺中會倚賴靠攏的力量，身體也失去平衡。
- □ 2 要站起身時，下意識地用手抓著椅子的把手或抓著桌子。
- □ 3 不擅於從低矮的沙發站起，曾有站不起來的經驗。
- □ 4 坐在椅子上時，確認座面，以手迎向座面的姿勢增加。
- □ 5 當背後有人叫你，頭往後轉時，曾感到一陣暈眩。
- □ 6 物品掉落在地板上時，手會先抓著什麼地方再撿的次數增加。
- □ 7 在快要跌倒時，踏出一步來穩住腳步的速度比之前還要慢一些。
- □ 8 沒有手杖時，外出會感到不安。
- □ 9 搭乘手扶梯時，緊握著扶手不放。
- □ 10 一想到地板被弄濕，走得更加小心。
- □ 11 在進入浴缸時，一邊握著扶手或是觸摸牆壁的次數增加。
- □ 12 穿襪子時，身體不靠著哪裡或是不坐下就會很難穿上襪子。
- □ 13 在穿褲子時，站著穿會感到不安。
- □ 14 踮起腳尖拿取放在高處的物品時，會搖搖晃晃地很難完成。
- □ 15 在收拾餐具時，用兩手拿著餐具走路，筷子和湯匙快掉下去，感到不安。
- □ 16 在上下樓梯時，踏出腳步的順序和時機錯誤，有差點踩空的經驗。
- □ 17 在下山坡時，會小心翼翼地以小碎步行走。
- □ 18 下樓梯時，下意識地放慢速度踏出腳步。
- □ 19 騎腳踏車時，會搖搖擺擺晃動。
- □ 20 下捷運及巴士時，對於下車的人潮感到有點不安。

打勾的數量 □ 個

以平衡功能爲基礎，得以發揮各種作用

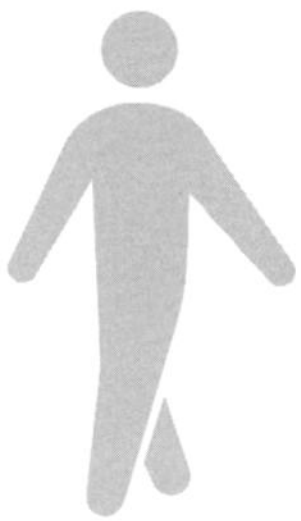

視覺、前庭覺（三半規管）、體感

平衡能力為結合身體各項要素的綜合力，是「平衡功能」的基礎。所謂平衡功能如字面上的意思，是保持身體平衡的功能。可以分為「視覺」、「前庭覺」、「體感」三個類別。

・視覺

所謂視覺是將指映入眼簾的訊息傳達至大腦的功能。

舉例來說，會不會暈船雖然和個人體質有關，但在世上也分成容易暈和不那麼容易暈的人吧！也有人自己開車時不會暈車，但坐別人駕駛的車時就會暈車。

那是因為眼睛具備保持頭部和身體中心位置平衡的作用，在開車時，眼睛會根據那些映入眼簾的訊息，將訊息傳達給大腦，試圖保持身體平衡，反之，例如當遇到不是自己駕駛汽車時等類似情形，就會受到周遭外力實際狀況的影響，就有可能感到暈車。

然而，因年事漸長的影響，視力也會隨之退化，也就是說，由於近視、老花眼、動態視力衰退等因素，會使眼睛將所見之物精準傳達至大腦的這個功能受到阻礙。

年齡增長對眼睛的影響還有如調節力、視力的低下、視野的狹小化等，這些視覺功能的下降，被認定為比另外兩項功能（前庭覺、體感）更早發生，影響極大。

簡單來說，「眼睛看得見，就能保持平衡」，若是突然閉上眼睛站著，會感到一陣暈眩。

・前庭覺

是耳朵裡的三半規管，由三個半圓圈管構成，位於橫向、縱向、水平面三個軸，裡面充滿淋巴液。

平衡功能（系統）是什麼？

視覺

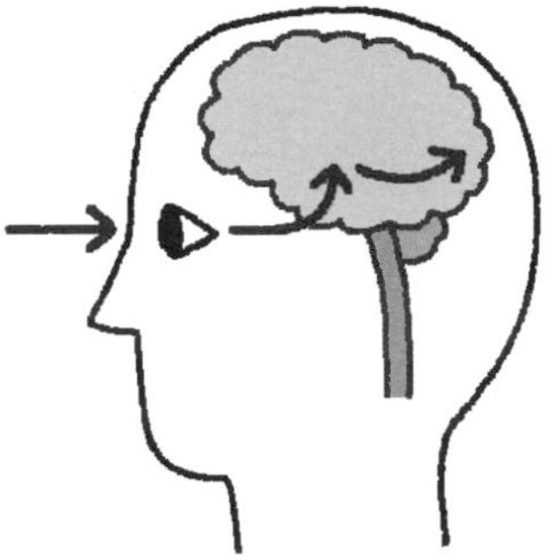

將映入眼簾的
訊息傳達到大腦

前庭覺

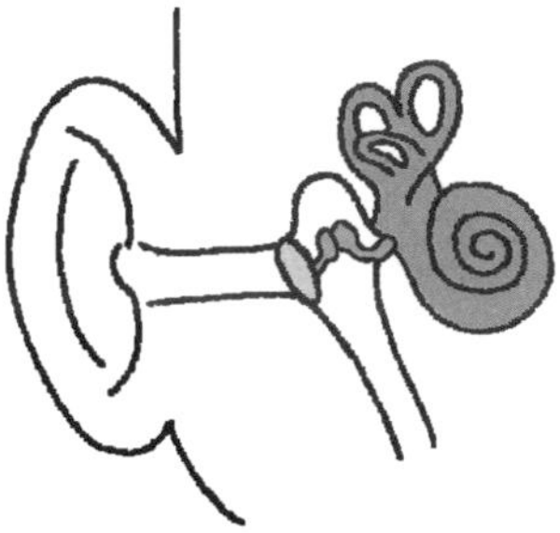

感知傾斜和動向，
讓頭部保持平衡

體感

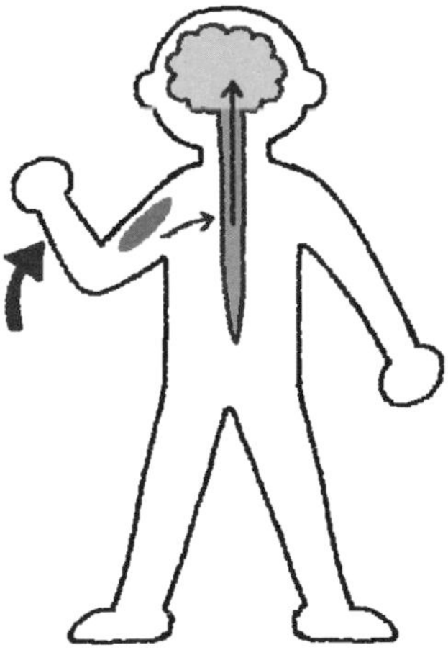

由身體的皮膚和肌肉等
傳送至大腦的訊息

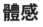

這裡的三個圈管，可以感知傾斜和活動，並保持頭部的平衡，將需要做出什麼樣的角度才行等諸如此類的訊息傳達至大腦。**在上述如自己沒有駕駛汽車和乘船時會感到暈眩的情形，不只是受到來自視覺訊息的影響，還有因為前庭覺沒有從內部傳達訊息給大腦，所以導致頭部無法保持平衡，意即對於來自外界沒有預想的事情，會出奇不意地感到一陣頭暈目眩。**

在自己駕車時，可以自然而然地控制頭部，所以不會暈車，但隨著年齡漸長，三半規管傳達至大腦的這個訊息的功能也會隨之衰退。

・體感

所謂的體感，是指經由身體的皮膚和肌肉等傳送至大腦的訊息。

為了保持平衡，主要會運用到深部知覺，深部知覺可以傳達關節彎曲和活動的感覺，以及加諸於骨頭上的震動等訊息，就好像是汽車導航系統的定位訊息，能夠逐一地傳達路線訊息。腳部彎曲時傳達腳部彎起來了的訊息，站立時則傳達加諸於腳底重量的訊息。

視覺系統和前庭覺系統功能的提升是很困難的，**而體感則會因為「身體維持靜止不動」而變得敏銳。**根據我們的研究，可以經由鍛鍊體感來保持平衡。

與其透過鞋子或拖鞋模糊地傳遞腳底的感覺，赤腳更能精準地感受地板的變化，如果腳部會感到寒冷，建議在鍛鍊時，使用穿著習慣的材質作成的五指襪禦寒。

肌力及反應速度等等，讓身體功能總動員以保持平衡

上述這些「平衡功能」原本身體就已經具備了，只是隨著年齡增長而逐漸低下。

另外，構成平衡能力的要件，也不只有平衡功能而已，肌肉也是其中的一部分，還有身體的姿勢、關節的彎曲方式、反應的速度（俗稱反射神經）、判斷力、注意力等也包括在內。總之，就是讓身體的各種功能都動起來，方能保持平衡。

換句話說，視覺和三半規管等平衡功能即使降低，其他功能

如果還有餘力，也能保持平衡。然而，**隨著年紀漸長，肌力和反應速度也會降低。**

例如，在平滑的地面跌倒是因為屈曲髖關節的髂腰肌（連結腰椎和大腿骨的肌肉）肌力不足，才會造成想要將腳向前跨出時，膝蓋無法適度地抬起來；以及負責抬起腳尖的脛前肌（小腿骨的肌肉）肌力不足，使得腳尖無法踮高起來。

當撞到人而搖搖欲墜時，沒有及時叉開雙腳保持平衡而跌倒，可能是因為下肢（足部）的肌肉不足，造成瞬間踏出腳步的反應速度降低。

總而言之，當構成平衡能力的各種功能衰退或不足時，身體的平衡就會被輕易地破壞，導致跌倒。

免深蹲也能免於跌倒的體格鍛鍊術

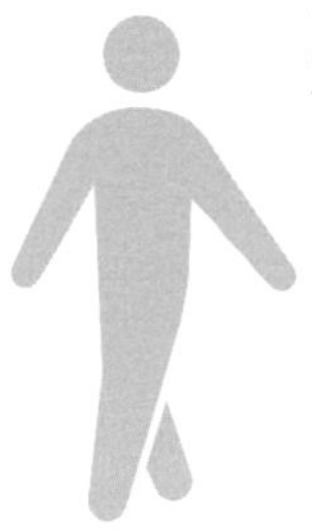

單腳站立可以持續幾秒呢？

就檢查平衡能力的方法來說，日本文部科學省有公布一項「單腳站立的時間」測驗〔新體力測驗實施要領（受試者年齡：65～79歲），日本文部科學省〕：

・設置不會滑的地板，周圍不放置物品，以單腳進行。
・將兩手插在腰間，為了決定容易站立的單腳（支撐腳）為哪一邊，先試著用左右腳單腳站立看看，決定後將那隻單腳向前伸出，離地約五公分（請參照插圖），不要閉上眼睛。

・一旦決定以左腳或右腳作為支撐腳，並以單腳站立後，開始計算單腳站立的持續時間，最長到一百三十秒就結束。

・進行測試時，依持續站立的秒數決定得分（參照下表），從一到十，如果一百二十秒以上則取得最高分十分；如果男性在四秒以下，女性在三秒以下則取得最低分數一分。

如果能站立二十到三十秒，即符合平均數。測試一共兩回合，以較佳的紀錄為準。

各位讀者不妨也跟著測試看看，如何呢？

剛開始是不是不到幾秒就會搖搖晃晃，腳會馬上著地呢？

單腳站立檢查

得分表

得分	男性	女性
10	120秒以上	120秒以上
9	73～119	67～119
8	46～72	40～66
7	31～45	26～39
6	21～30	18～25
5	15～20	12～17
4	10～14	8～11
3	7～9	5～7
2	5～6	4
1	4秒以下	3秒以下

出處：新體力測驗實施要領（受試者年齡：65～79歲）。日本文部科學省

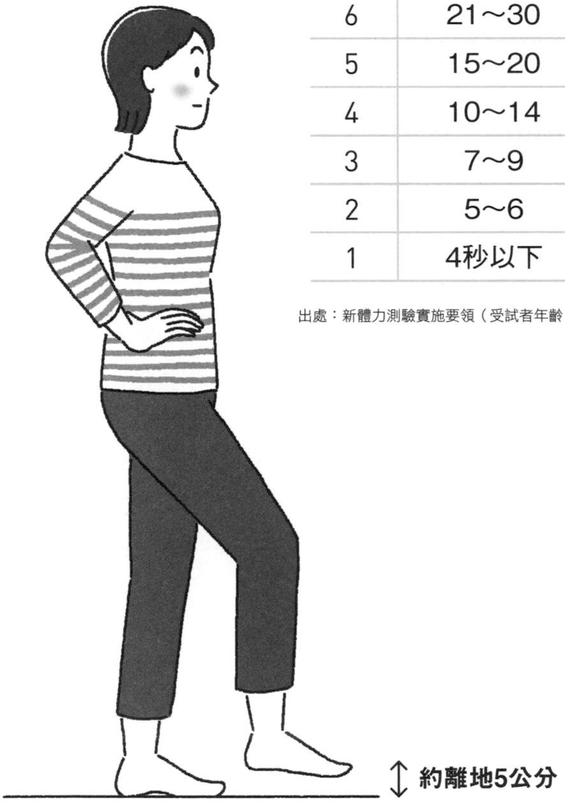

不過，**在幾次嘗試後，搖晃便會減少，站立時間會延長**，如此足以證明「平衡能力是可以鍛鍊的」的結論。

能夠輕鬆持續進行下去的鍛鍊法才是最棒的

本書的重點是讓不足的平衡能力能得到改善，重新找回良好的平衡能力。

再次重述，平衡能力為綜合能力，說到預防跌倒，筆者想很多人可能會覺得「不得不鍛鍊腳部和腰部才行」，而採取深蹲練習的方式來進行鍛鍊。

的確，深蹲是很有效果的肌力訓練，不過事實上很多人會覺得**深蹲訓練頗為費力吧！**最初或許能很努力地做，卻也在不知不覺中就放棄持續下去，不少人應該都持續不了多久吧！

費力的運動無法持續太久，最重要的是**「持續做下去」**這件事。

再者，即使以深蹲來鍛鍊肌力，但其他功能仍然不足，如此想要預防跌倒還是有困難的。

本書為讀者介紹的是綜合性平衡能力的鍛鍊，還有介紹如何在精確部位上鍛鍊與身體穩定性直接相關的肌肉，不管哪個鍛鍊動作都是簡單且輕鬆可以持續做下去的，效果也超群。

執行這些鍛鍊方式，等到變成習慣以後，再來挑戰深蹲也不遲。

即刻就能做到的預防跌倒訣竅①

避免「雙重課題」

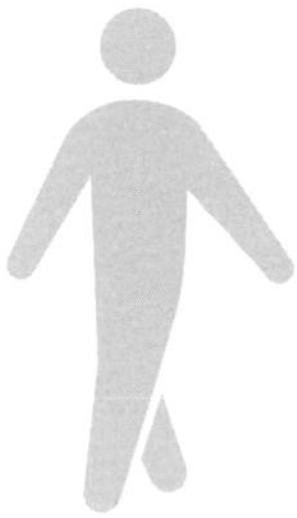

邊走邊回頭看，邊走邊打開傘

行走時會跌倒可能是因為「同時進行許多件事情」的關係，而同時做出數個動作的情況，稱之為**「雙重課題」**。舉例而言：

・一邊走路，一邊從包包裡拿出錢包。

‧走路時，聽到背後有人出聲，便邊走邊頭轉向後方。
‧一邊走路，一邊打開傘。

以上是年事漸高後越來越難做到的動作。

當接收視覺訊息的能力變差，接收來自前庭覺訊息的能力失調，肌力的衰退等等各種影響產生時，大腦需要更拼命地處理訊息。

此外，**當同時面臨很多件需要處理的課題時，注意力一定會分散**，結果就會變得無法處理，身體失去平衡感，造成跌倒的機率就變高了。

儘可能一次不要做多件事情，一件一件慢慢來，只要有如此觀念，就能明顯地能降低跌倒的風險。

・從包包裡拿錢包出來時應該先停下腳步。
・回頭看時先停下腳步。
・打開雨傘時應先停下腳步。

而在時間充裕時，**特意練習雙重課題**，則可以有效提升大腦的處理能力。

例如，一邊踏步，一邊拍打雙手，或是折紙、唱歌等，建議可以坐下來進行練習，是最安全的方法。

避免雙重課題

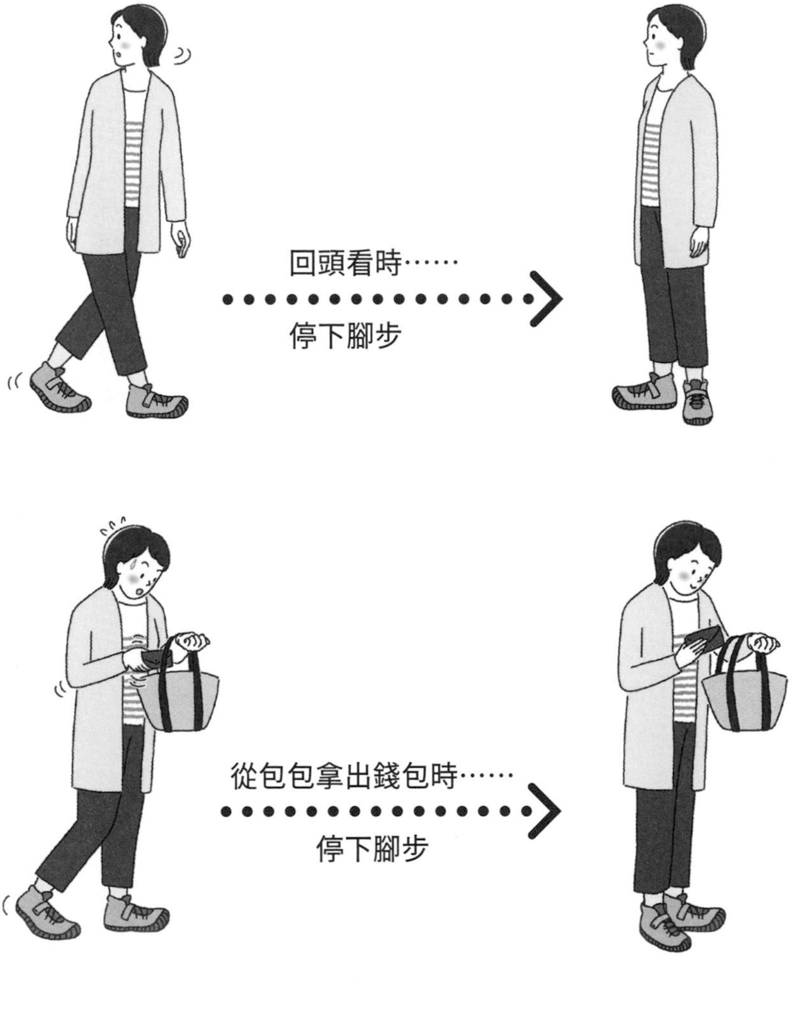
回頭看時……
停下腳步
從包包拿出錢包時……
停下腳步

即刻就能做到的預防跌倒訣竅②

創造「不容易跌倒的環境」

不穿拖鞋，設置扶手

在預防跌倒時還有很重要的一點：「環境」。所謂環境，指的是人生活的周遭有很多物理性的要素，像是床的高度、走廊的扶手、浴池的邊緣、是否有洗澡椅等……想要預防跌倒，首先可以留意這些物理性的設計。

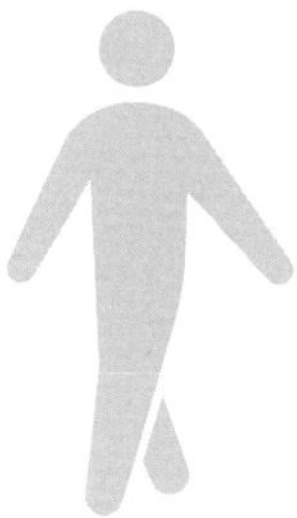

例如在家中被拖鞋絆倒的人很多，只要替換成能包覆住腳跟的室內鞋，跌倒的可能性也會大幅減少。

穿著拖鞋走路時，很難像一般步行那樣，讓腳跟與地面接觸，而不少拖鞋的底部在地板上行走時也容易滑，當地板濕滑，穿著拖鞋想要放置物品時，或是踩上腳踏墊時墊子移位，就容易失去平衡，跌倒的可能性也會提高。

雖然室內鞋穿脫有點麻煩，但在預防室內跌倒上還是相當重要的，像是住院的患者，也建議穿著能包覆腳跟的鞋子，且也需要留意容易滑溜的地板材質，以及室內鞋的底部。

而在浴室會發生問題的情況是清洗身體時準備坐下的動作吧！**建議洗澡時使用可以調整高度，且能夠固定椅腳的洗澡椅**，如果要使用一般的椅子的話，要選擇在起身及坐下時都不費力的高度。同時也應確認進入浴缸的動線，在動線上設置扶手，也易於進入浴缸。

再者，人的因素也有很大的影響。

例如，當有照護者在的時候（居服員等也包括在內），高處帶來的風險也會降低。這邊所說的「高處帶來的風險」是指「容易失去平衡」的動作，例如拿取高處的物品時，或替換電燈泡時的動作等等，這些都容易導致身體失去平衡，對於跌倒風險高的動作，拜託他人幫忙是唯一上策。

如果在有同住者的情況下，年長者在家裡**負責作飯時，雖然跌倒風險或身體負擔會增加，但活動量也會增加**，可以使功能退化和能力衰弱的狀況不易發生。

「半夜如廁」時必須特別留心

除了前面敘述過會影響平衡功能的項目之外，室內的照明度和氣溫等也對平衡功能會有所影響。

常常半夜起床上廁所的人，在起床時會對腳邊的情況感到不安，建議將電源開關換成易於開啟的設計，**「看不見陰暗的角落」容易使平衡能力降低，容易摔倒。**半夜起床跌倒的例子相當多。

而將床周圍的地板清空、不放置物品也是很重要的，身處在腳邊有物品的環境，被絆倒的可能性也很高。

半夜醒來時，為了讓自己在剛起床即使處在昏昏沉沉、搖搖晃晃的狀態，也能夠有所支撐而不跌倒，可以在起身處的旁邊設置扶手，或是附近有牆壁可以支撐的話，也能夠避免跌倒意外。此外，筆者也強烈建議採用不會滑的地板材質。

關於如何創造不容易跌倒的環境，將於第五章進行詳細的解說。

我們無法百分之百地避免跌倒的情況，但是如果能夠稍加進行鍛鍊，以及在生活上多下一些工夫，就能確實減少跌倒的發生。

如此一來，每天在家裡既能安心，也可以放心外出。

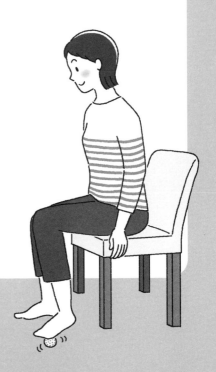

第3章

兩個月速成不容易跌倒的體格！

簡單鍛鍊術①強化平衡感

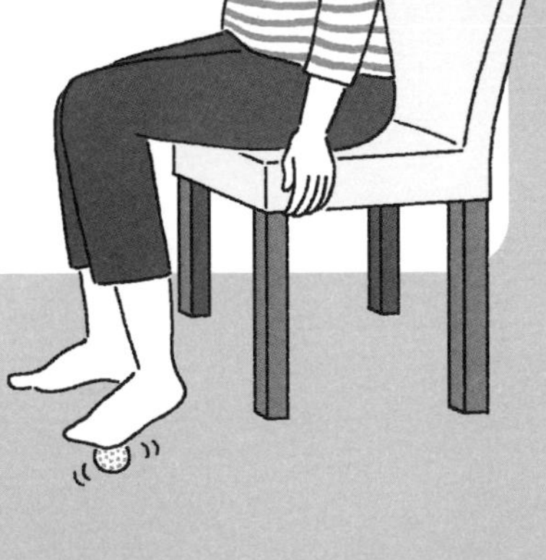

找回平衡能力的輕鬆鍛鍊術

「兩個月」便能夠確實調節穩定下來

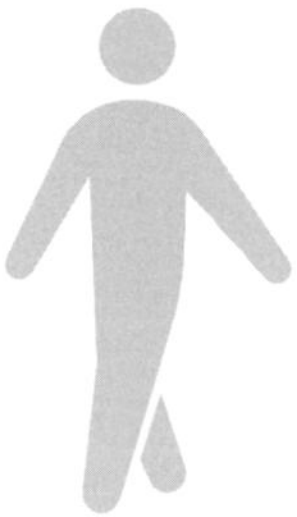

身體的肌力會隨著年齡增長而下降，這已經是公認的事實。例如七十幾歲的肌力和二十幾歲的時候相比，握力只會剩下三分之一，腹肌力和背肌力則衰退至二分之一到三分之二。

雖然我們在此討論到什麼年紀時肌力的部分還會剩下多少，但其實支撐力也會消失。身體狀態與過去無論在哪種狀態都能做出應變的年輕時代，不可同日而語，還請理解。

平衡能力原本就是與肌肉和各種功能相關，也是會和年輕時相比更為不足，不管是誰都是如此。若有「易失去平衡感」、「常常感到搖晃」、「常有差點跌倒」的想法或是情況時，就是平衡能力下降的初始時期。

在本章的內容中，會介紹提升平衡能力的鍛鍊術，每個練習都十分簡單且效果超群，都是可以輕輕鬆鬆在家裡實踐的鍛鍊術。

只要努力鍛鍊本篇章所講述的鍛鍊術，我想大多數的練習者在一週到兩週之內，都能實在地感受到平衡能力有所提升。而這就是所謂「能夠適應不穩定課題的動作狀態」，稱作「適應」。

而在這個「適應」的階段中，也可能會因為遇到不同的段差，或是環境有所改變而發生無法應付的狀況。換言之，可能會發生無法將鍛鍊術加以延伸應用的情況。例如進行單腳站立的練習時，沒有依照現實中的環境去應對變化，那身體只是變成可以做出單腳站立的姿勢而已，與步行時的穩定性無關。

將適應階段的鍛鍊應用到日常生活中，適應各種條件的變化，在日復一日反覆進行下，將身體調節成為無論在哪種場合都能夠進行適當調整的狀態，這樣的話大腦也會跟著發生變化。

我們從大多數患者的復健結果來看，得知如果每日確實在大腦中抱著努力練習的意識，大約兩個月左右就能夠獲得成果。

請務必期待兩個月後的成果，每天努力進行鍛鍊吧！

簡單的平衡力強化術①

單腳站立練習

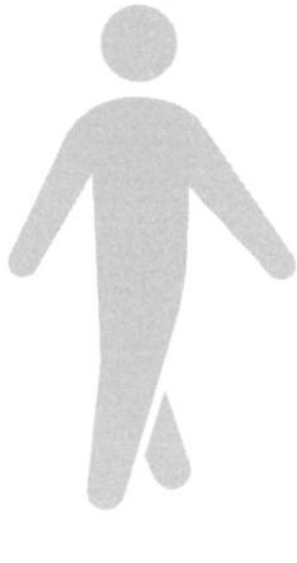

行走時一定有一隻腳支撐的瞬間

說到「鍛鍊平衡能力」，重點就是讓身體「刻意變成不穩定的姿勢」。

讓我們試想看看，站立的人們只是站著的話，不能獲得平衡力的提升，在不穩定的姿勢下，身體才會要求平衡能力，因此，**特意做出不穩定姿勢的鍛鍊，就能提升平衡力。**

首先，先從可以在「站立狀態」做得到的動作開始嘗試看看，第一個練習是「單腳站立」。

單腳站立是運用左右腳分別練習站立，如第二章所述，人類在行走時會有以一隻腳來支撐身體的瞬間，在這個瞬間，如果支撐力有所動搖，人們就會想要拿手杖來支撐，這正是所謂的「防範於未然」。

如果單腳站立的平衡力得到強化，步行的穩定性就能確實地提升。

首先從用一隻手碰觸著牆壁，一邊將單腳抬起一公分的動作做起，接著一邊扶著牆壁，一邊將單腳抬高五公分。接下來，在身體獲得穩定也比較不會感到害怕之後，離開牆壁或移除手杖等支撐物，用一隻腳試著保持平衡看看。

可以因應年齡決定自身的目標，一般目標為十秒，如果可以的話，以三十秒為理想目標吧！也請注意不要摔倒，可以在靠近牆壁的位置進行練習。

單腳站立練習

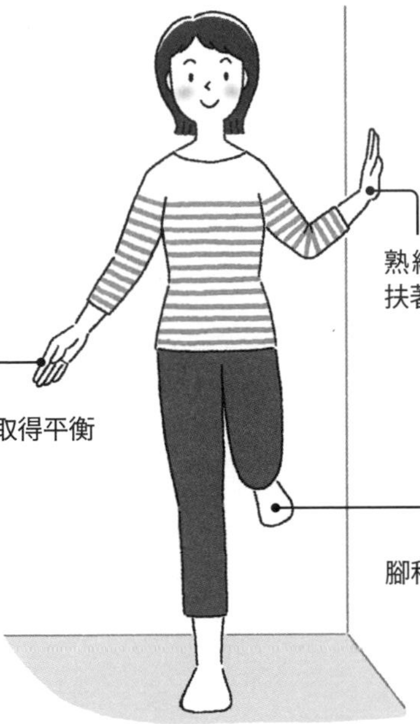
熟練以後，指尖輕輕
扶著牆壁即可
可以攤開手掌取得平衡
腳稍微抬起即可

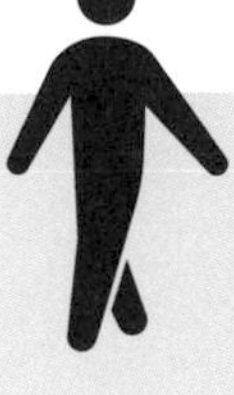

左右腳各做 5 ～ 10 秒，約反覆進行十回合左右，目標為 30 秒，害怕感減少時，手在不扶著任何支撐物的狀態下來挑戰看看吧！

簡單的平衡力強化術②

腳跟抬起平衡練習

踮起腳尖，稍微抬起腳跟即可

接下來介紹腳跟抬起的鍛鍊運動，培養腳尖的平衡感。**刻意讓腳底支撐的面積變小**，練習之後身體重心能夠不會搖晃，穩定能力就得以提升。剛開始進行的話可以使用兩腳來進行。

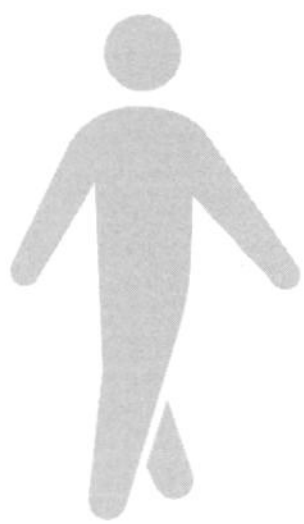

在下一個篇章裡，我們還會介紹名為「腳跟抬起」的練習運動。在此提示這兩篇的內容是類似的，但這邊是「腳跟抬起」平衡力的練習。

為了強化平衡力，特意做出不穩定的狀況是有幫助的，像這樣「只有用腳尖」這一如此狹小的面積作出支撐的狀況。儘可能什麼都不要扶來進行是最好的，一開始進行時，可以先用指尖觸碰著牆壁，或用單手扶牆，以這樣的方式開始進行吧！

練習時憑藉著變窄的支撐點，身體重心儘可能不要晃動，讓身體功能進行全面運作。

當然，這項練習會增加小腿肌的負荷，也是肌肉鍛鍊的一種方式，關於肌肉鍛鍊後文會再為您解說差別在哪裡，但是，由於這項練習的重點不是在做肌肉鍛鍊，所以只要腳跟能稍微從地面抬起即可，不用太在意抬高的高度為何。

在行走時，讓身體後方的腳也能以踏出腳尖的方式邁出步伐，並且腳尖在站立的狀態下也能保持穩定的話，可以預防身體重心搖晃，行走的狀況能夠更加穩定。

當只使用腳尖站立起來時，身體會向前傾。在這個狀態下，如果平衡感變差，就會變成類似扁平足行走的樣子。只要讓位於身體後方的腳維持能夠抬起腳跟行走的樣子，穩定性便能有所提高。

腳跟抬起平衡練習

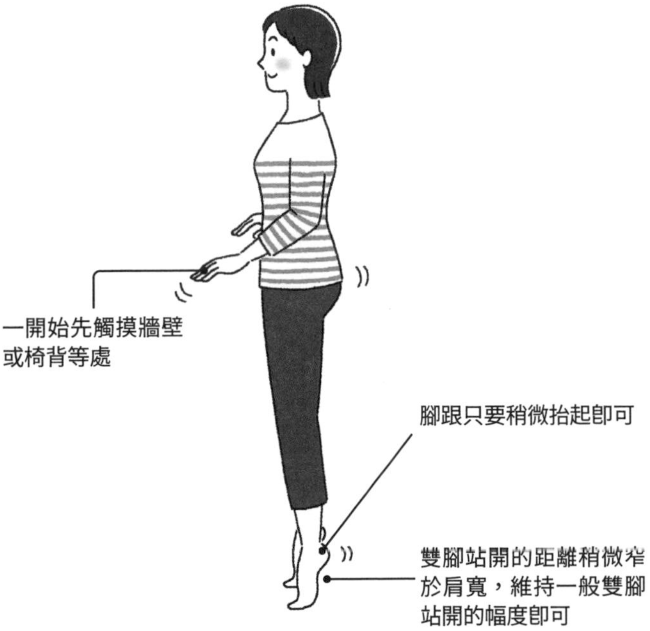
一開始先觸摸牆壁
或椅背等處
腳跟只要稍微抬起即可
雙腳站開的距離稍微窄
於肩寬，維持一般雙腳
站開的幅度即可

每回做 5～10 秒，約反覆進行 10 回合左右，目標為 30 秒。抬頭挺胸，抱著「用腳尖站立」的念頭來進行。

簡單的平衡力強化術③

在站立姿勢下將頭往後轉練習

身體軸心處在堅定不移的情況下旋轉的能力

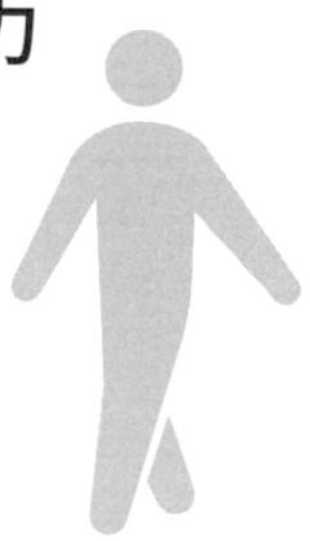

這個練習是在站立姿勢時將身體向後轉的動作，左右兩邊都可以試著轉轉看。這項在身體軸心維持不動的情況下旋轉身體的能力，會因為身體的變形，（尤其像是椎間盤無法順利活動的情況），例如背部彎曲、低下頭等動作而無法完成。此能力也會隨著年齡的增長而受到影響。

在這項向後轉動作的運動要素中，椎間盤的旋轉，為轉動身體之必要的肌肉鍛鍊。

在站立姿勢下將頭往後轉練習

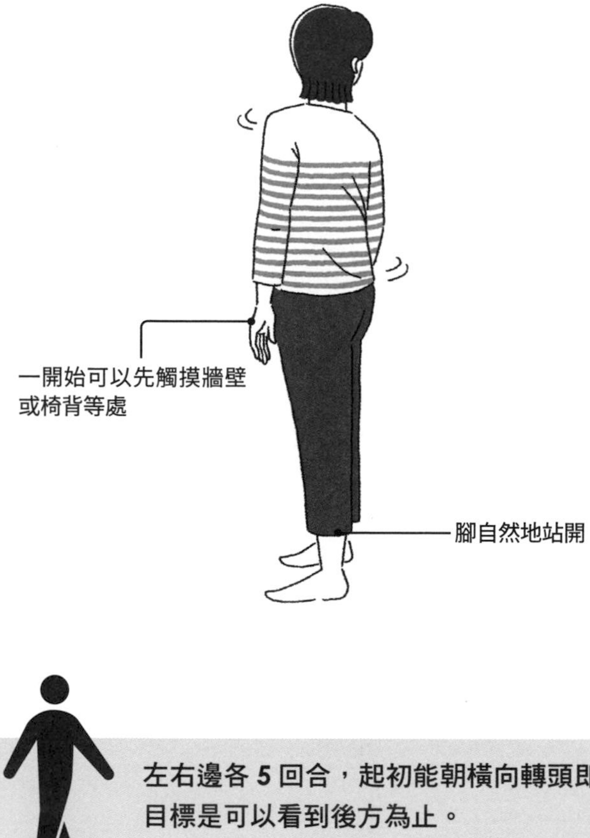
一開始可以先觸摸牆壁
或椅背等處
腳自然地站開

左右邊各 **5** 回合，起初能朝橫向轉頭即可。
目標是可以看到後方為止。

簡單的平衡力強化術④

赤腳站立在坐墊上練習

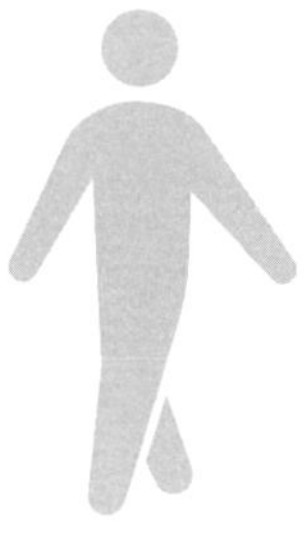

讓身體站在不穩的地面時也能自動微調整

本篇鍛鍊運動，推薦給能夠做到前述單腳站立鍛鍊運動的讀者們。

刻意站立在穩定性不佳的地面上，創造四面八方不穩定的環境來鍛鍊。為了防止跌倒，一開始進行時，手可以先抓住什麼，再一邊進行鍛鍊。單腳站立練習有困難者，可以之後再進行挑戰。

讓我們從使用薄的坐墊開始練習吧！運用身體的調整作用，訓練身體在稍有晃動的狀態之下，保持一定時間的平衡力。

赤腳站立在坐墊上練習

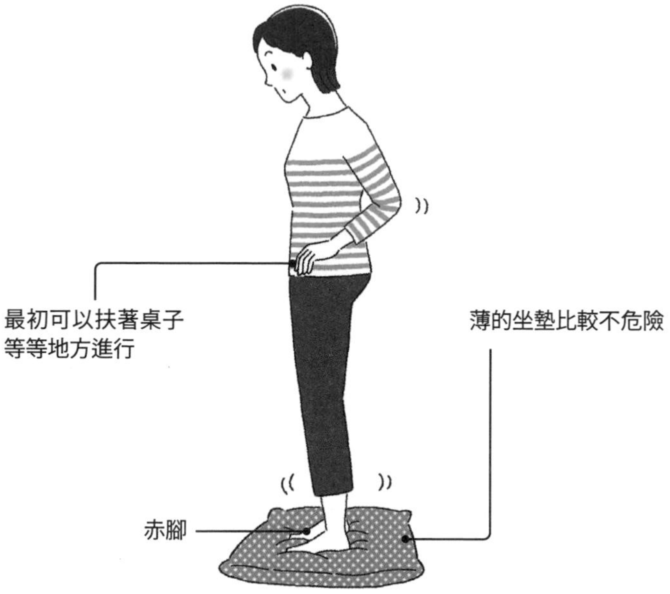
最初可以扶著桌子
等等地方進行
薄的坐墊比較不危險
赤腳

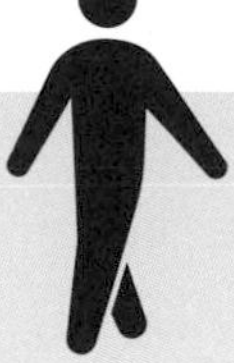

約站立 30 秒至 1 分鐘左右。目標是找到一個穩定點。能夠找到站立時身體不會搖晃的地方即可。

簡單的平衡力強化術⑤

雙腳縱列步法（一字步）的立姿與步行練習

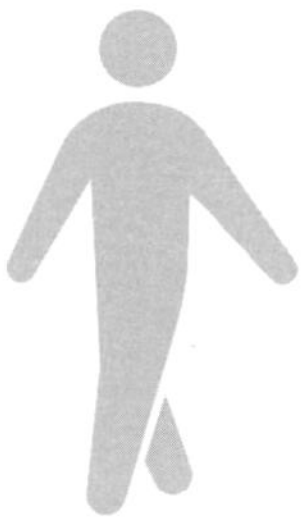

將雙腳前後並列，像站在一條線上

本篇為步行練習。

想像地面為一條線，沿著這條線步行的練習，這稱作「縱列步法（一字步）。」

一般行走時是以左右腳交叉一來一往前進，重心能夠筆直地往前移動是理想的狀況，但當身體陷入不穩定的狀態時，重心朝左右偏離的次數會增加，這也是身體會感到搖搖欲墜的原因。

因此，特意在一條線上進行行走的練習。當步行狀態不穩定時，**常會用力地張開雙腳，做出想要取得平衡之「放大雙腳間隔」的姿勢**。雙腳打開，便是身體處在不穩定狀態的證明。

縱列步法立姿練習

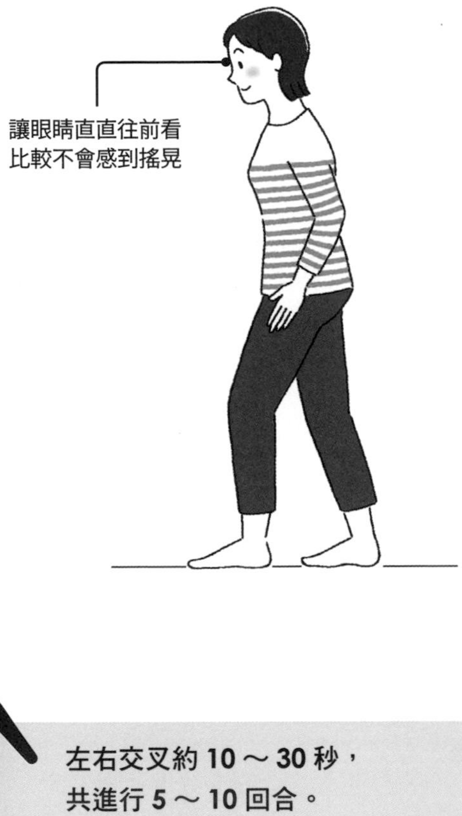

左右交叉約 10 ～ 30 秒，
共進行 5 ～ 10 回合。

縱列步法步行練習

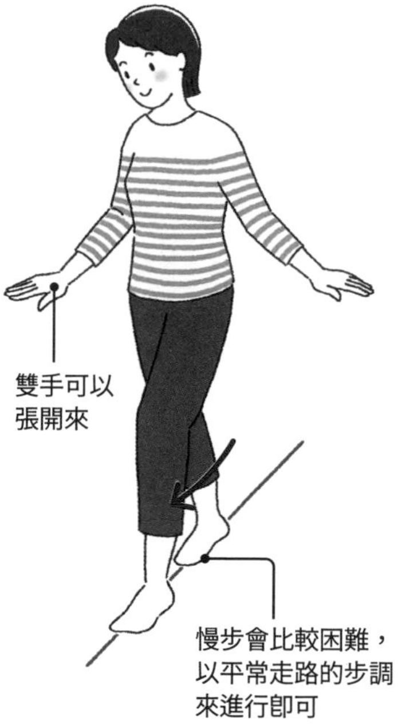
雙手可以
張開來
慢步會比較困難，
以平常走路的步調
來進行即可

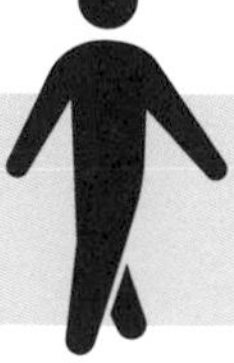

在 5 ～ 10 步距離的直線上進行，
反覆步行 5 回合。

當特意在一條線上進行步行練習時，在狹窄的範圍內可以培養保持平衡的能力，以及抑制向外側搖晃的作用，使得在平日行走時左右方向的穩定性會提高。

首先，左右腳前後並列站立，形成縱列步法的立姿，再將一邊的腳向前踏出，然後就此站定，練習時應該會發現這個動作超乎想像地難做，因為這個練習法連年輕人練習時都會感到搖搖欲墜。

請儘可能在自家的走道等，手可以立即碰觸到支撐物的地方進行練習吧！也要留意不要跌倒喔！

從兩、三步開始練習

縱列步法的步行練習是很棒的練習法。最終希望讀者能夠得心應手地將身體重心往前推移。

如同在一條鋼索上行走一樣，練習時請想像在走鋼索時的狀態，此練習培養慢步行走、不會跌倒摔倒的能力，是對抗跌倒、養成最佳平衡感的練習，左右方向的搖晃和身體的抖動也能減少，得以提升平衡力。

在地板上練習時，即使雙腳偏離了直線也沒關係，不過請盡量想像自己是處在走鋼索的情境下來進行鍛鍊，剛開始只走兩、三步也沒關係。

進行這樣的步行練習時，髖關節和膝關節的可動性必須相當充足。不過，倘若無法做出前面縱列步法的立姿，那請不要勉強自己，直接省略此練習吧！

簡單的平衡力強化術⑥

剪刀腳橫向行走（交叉步行）練習

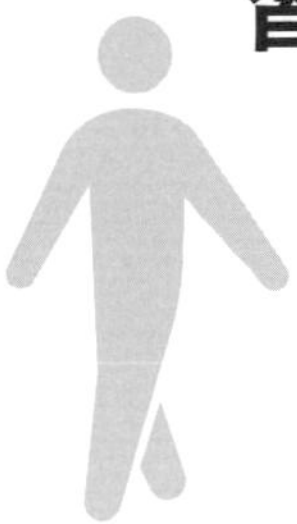

一隻腳踏出後，另一隻腳向前腳跨越過去之有助益的鍛鍊法

這是一個在一條線上進行橫向行走的練習。

往左邊前進練習時，右腳先跨過左腳的前方，在左腳的左側著地。隨後，左腳從右腳後方抬起，讓兩隻腳並攏之後，再反覆進行前面的動作，左右移動。

在動作熟練後，將左腳從右腳後方抬起，跨過右腳之後並攏雙腳，然後再將右腳從左腳後方抬起，往左腳的左側踏出腳步著地。

這項跨越先跨出的腳的練習法，對於預防往左邊或右邊跌倒的情況相當有用，就腳部的功能來說，**也可以抑制朝前後左右傾倒的不穩定性。**

進行此練習時，注意不要跌倒，可以在眼前有桌子等的環境中開始進行練習。

剪刀腳橫向行走練習

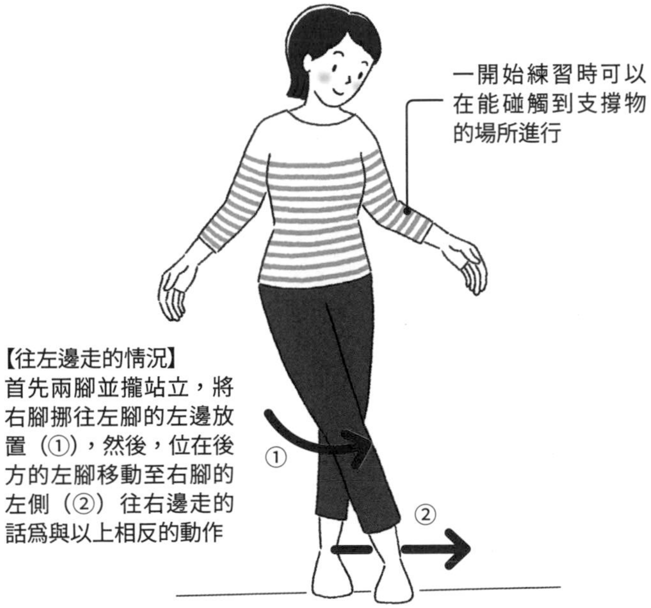
一開始練習時可以
在能碰觸到支撐物
的場所進行
【往左邊走的情況】
首先兩腳並攏站立，將
右腳挪往左腳的左邊放
置（①），然後，位在後
方的左腳移動至右腳的
左側（②）往右邊走的
話爲與以上相反的動作
①
②

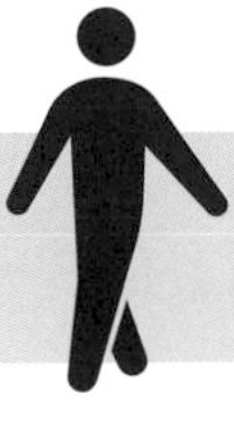

來回行走 5～10 步的距離，共進行 5 回合。
挺直背部，手往橫向攤開，以取得平衡為優先。

倒退走練習

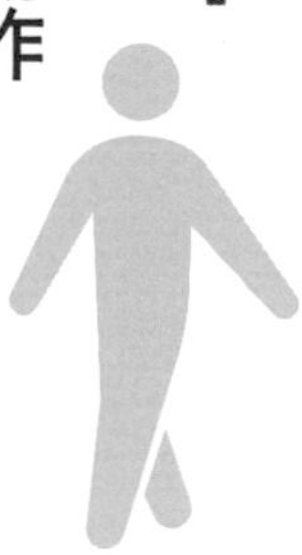

平常不會做的，將身體重心往後推移的動作

「倒退走」也是醫院常見的復健練習之一，當然，因為身體後方沒有長眼睛，所以恐懼感會比其他練習來得更強烈。

把腳往後跨出後，讓腳尖先著地。在腳尖著地之前，嘗試往平常不會踏下腳步的方向移動。

這種不常做的倒退走練習，身體容易處在非常不平穩的狀態，一開始可以先往附近的牆壁試走看看。一邊往後看一邊進行練習也無妨。

剛開始練習時走兩、三步就好，重要的是提高身體前後左右方向的穩定性，**也可以往後踏出一步後便停下。**

倒退走練習

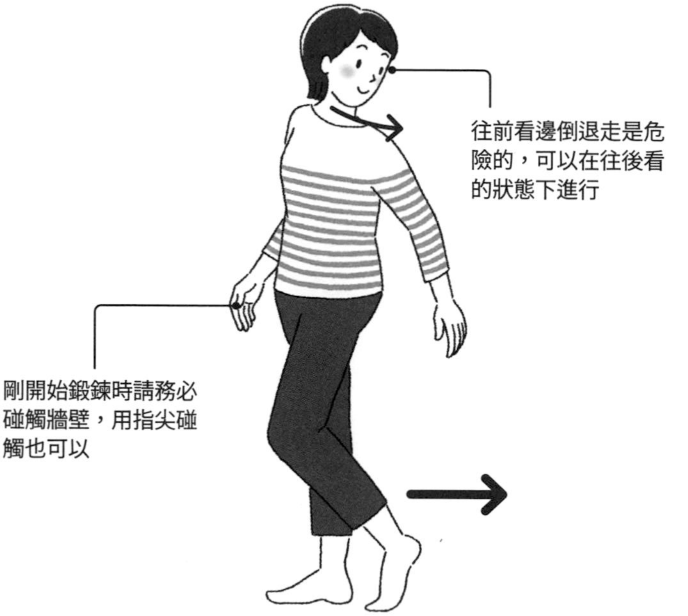
往前看邊倒退走是危險的，可以在往後看的狀態下進行
剛開始鍛鍊時請務必碰觸牆壁，用指尖碰觸也可以

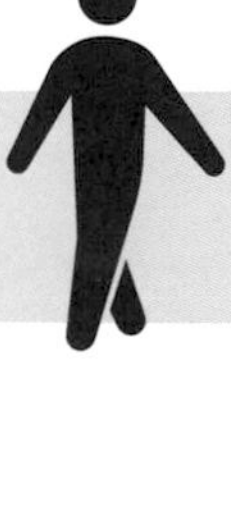

來回行走 5 ～ 10 步的距離，共進行 5 回合。
在桌子的四周繞圈圈也可以。

簡單的平衡力強化術⑧

腳底滾高爾夫球練習

也可以使用原子筆，重點在提升腳底感知度

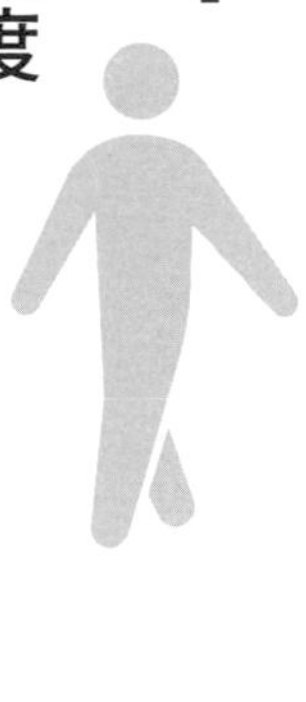

接下來，本篇將介紹的是坐著也能做到的鍛鍊方式。

請先坐下來，在腳下放置高爾夫球，用腳底滾球，如果沒有高爾夫球，也可以使用原子筆，練習的重點在於提升腳底的感知度（**腳底感覺**）。

在實際的復健場合中，會用腳趾夾彈珠放進盤子裡，或用腳趾來夾住毛巾的復健練習。

腳底滾高爾夫球練習

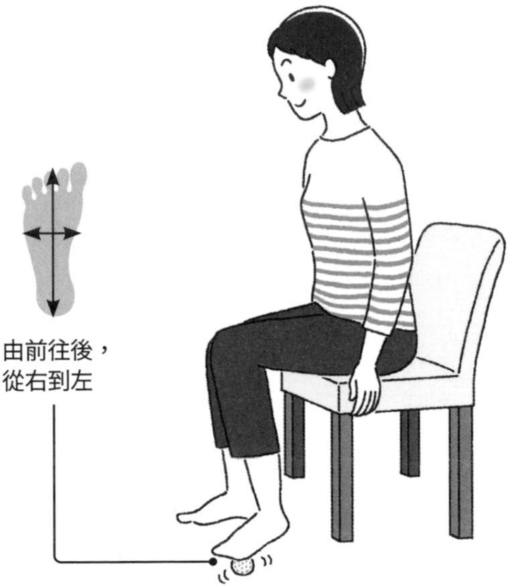

左右腳各做 3 ～ 5 分鐘，從腳尖到腳跟為止的腳底都要滾動到。

簡單的平衡力強化術⑨

坐著抬高單臀練習

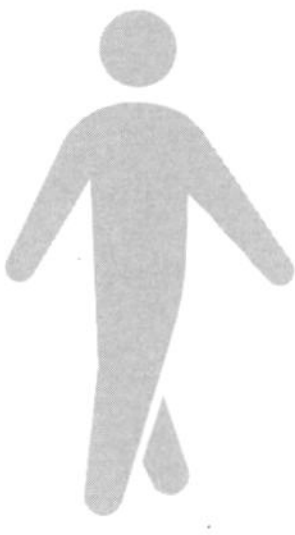

將單邊的臀部和腳一起抬起來

這是在坐姿狀態下進行的平衡力練習。可以想成**在座位上進行的單腳平衡練習**，因為抬起一隻腳時，身體會變成用單邊的臀部和腳在支撐，如此能提高以脊椎和髖關節為中心的調整能力。

坐在椅子上，將單邊的臀部和腳抬起，身體傾斜也沒關係，這項練習**可以培養身體在傾斜時也不會跌倒的能力，以及在使用單邊身體支撐的狀態下不會跌倒，可以保持原姿勢的能力。**

剛開始嘗試時可以握著椅子的把手進行，讓臀部稍微離開椅面即可，待動作稍加熟稔後，保持姿勢停頓數秒，試著將雙手手掌攤開取得平衡。待動作更熟練後，再挑戰雙手抱胸的姿勢練習。

坐著抬高單臀練習

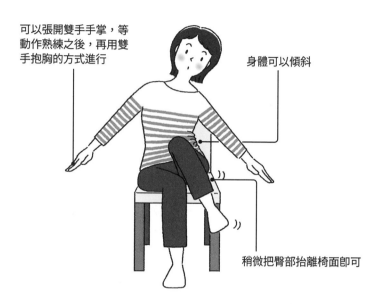

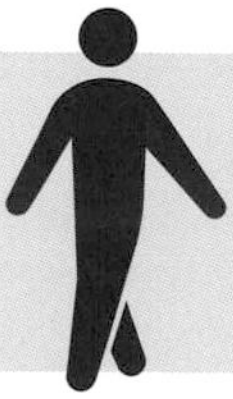

可以張開雙手手掌，等
動作熟練之後，再用雙
手抱胸的方式進行
身體可以傾斜
稍微把臀部抬離椅面即可

左右邊各 5 回合，每回合持續 5～10 秒，臀部稍微離開椅面即可，一開始可以扶著椅子的把手等處。

簡單的平衡力強化術⑩

瑜珈球練習

即使只有稍微彈跳一點點，也能強化軀幹的穩定性

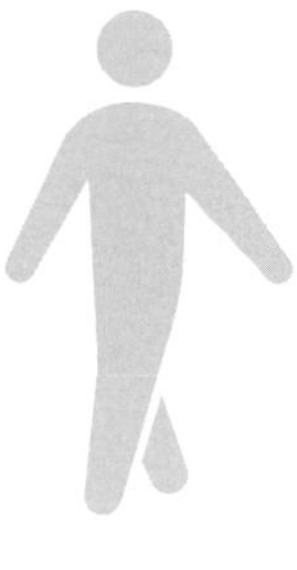

現在在各種大賣場中，都可以用便宜的價格購入瑜珈球。有某位八十歲的女演員，將自家的椅子替換成瑜珈球，吃飯時也坐在瑜珈球上，這個消息成為人們茶餘飯後的話題。

在瑜珈球上坐下後，只要稍微移動身體重心，就能強化

軀幹前後左右的穩定性，也可以嘗試維持坐著的姿勢，讓球稍微彈起來一下。

再者，可以嘗試將單腳抬起，創造更不穩定的狀態，在練習時可以將左右腳交叉抬起來，試著保持穩定看看！請留意不要跌倒喔！

瑜珈球練習

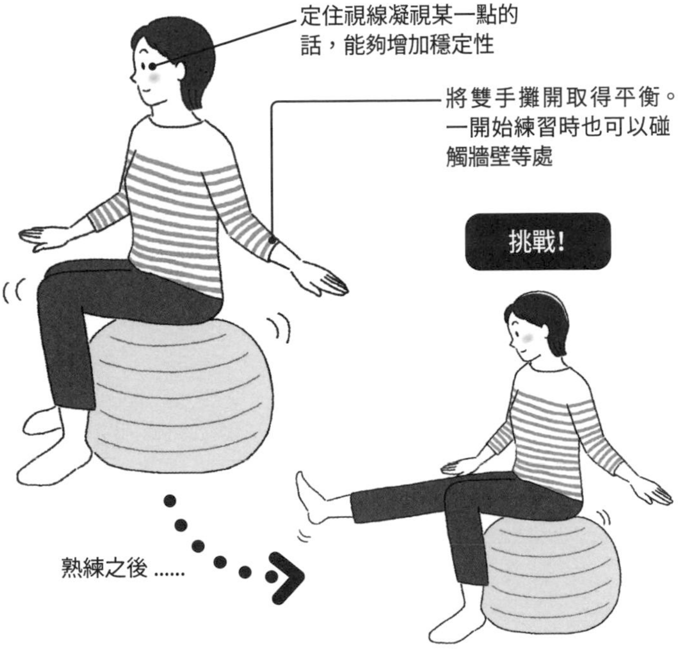
定住視線凝視某一點的話，能夠增加穩定性
將雙手攤開取得平衡。一開始練習時也可以碰觸牆壁等處
挑戰！
熟練之後……

初期挑戰目標為 30 秒，之後可以 1 分鐘、2 分鐘、3 分鐘，漸漸拉長時間目標。熟練之後，可以嘗試抬起單腳。雙手抱胸來進行效果會更好。

如果瑜珈球過小的話，站起身時會很辛苦。最好選用膝蓋可以呈現九十度彎曲，和坐下時自己臀部差不多大小的瑜珈球。瑜珈球最理想的硬度，是坐著的時候球體能呈現一點凹陷，請注意球體不能過於凹陷，重點在於可以輕鬆地從球上站起來。

當攤開雙手手掌練習時也能輕易保持平衡後，請試著用雙手抱胸的姿勢，不依靠上肢（手臂）的幫助來練習看看，請多加留意不要跌倒喔！

MEMO

MEMO

MEMO

MEMO

第4章

兩個月速成不容易跌倒的體格！

簡單鍛鍊術②強化肌力

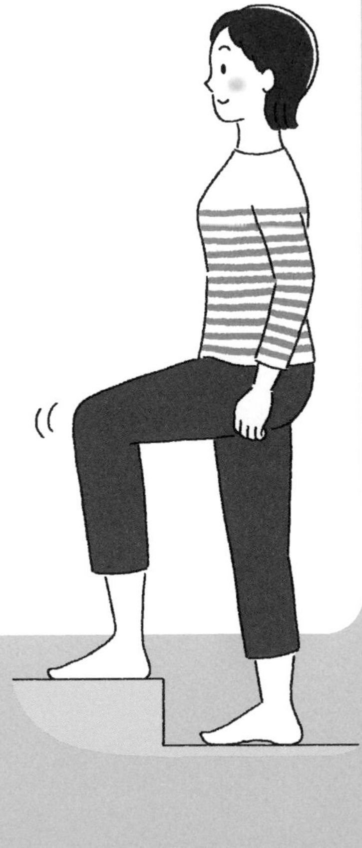

簡單的肌力強化術①

腳跟抬起肌力練習

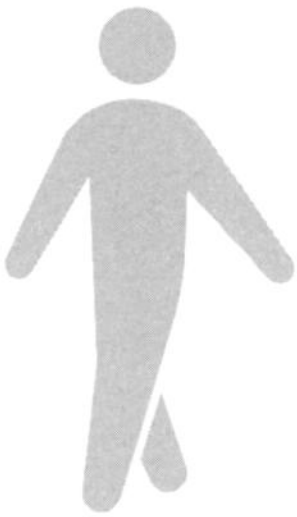

■ 卽一口氣踮起腳尖，鍛鍊小腿三頭肌

在本章中會介紹與平衡能力相關的肌力訓練。

當抬起腳跟走路時，身體是憑藉著小腿三頭肌（小腿的肌肉）來穩住腳步，讓身體不會搖搖晃晃。小腿三頭肌，由於橫跨足部關節和膝關節，與膝蓋的穩定性也有很大的關係，在行走時身體向前推進的力量越大，步行狀態也就越穩定。

與「腳跟抬起平衡練習」不同的是，這個練習是為了訓練肌力，練習時手部可以先輕輕地扶著哪裡來保持平衡。但是當手用力握著，使出像是推桌子的動作時，身體會跟著浮動而不穩定。因此，練習時手盡可能只要輕輕觸碰著支撐處即可，至於腳跟則要確實地舉高抬起，可以想像自己是一位芭蕾舞者，將腳尖踮起來。

腳跟抬起肌力練習

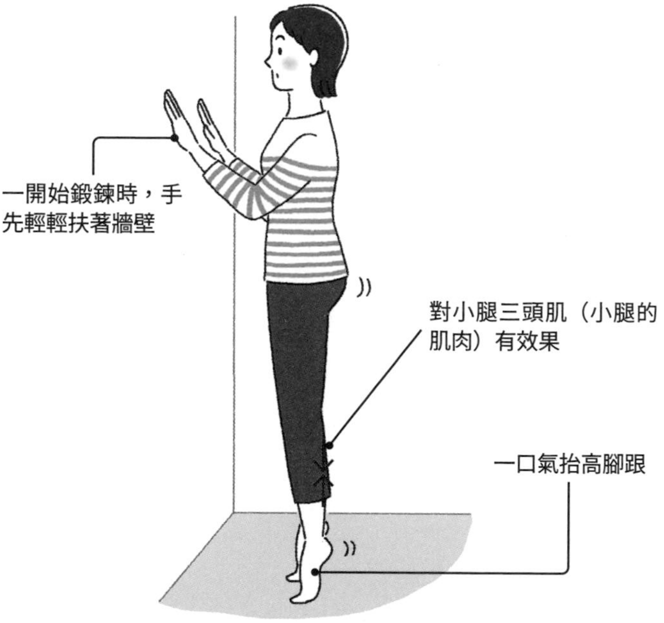
一開始鍛鍊時，手
先輕輕扶著牆壁
對小腿三頭肌（小腿的
肌肉）有效果
一口氣抬高腳跟

有韻律地抬起、放下腳跟，共 30 回合。
一口氣抬高腳跟，踮起腳尖。

簡單的肌力強化術②

段差處抬腳練習

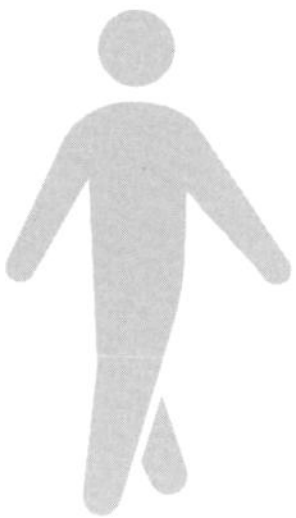

對於鍛鍊彎曲髖關節的髂腰肌與踮起腳尖的脛前肌有效果

利用樓梯或有段差的地方，將腳向上抬起一個台階的距離，在左右腳可以交互單腳站立的環境中，往前踏出腳步的練習。

抬起腳部的力量，主要是來自彎曲髖關節時所需要的髂腰肌，而走路會跌倒的其中一個理由，就是腳部沒有如想像中一樣抬高起來。至於步行時，腳能抬多高呢？這點則要視傳遞到大腦的訊息而定，是不用多加思索，能自然而然做出的動作，**然而因為肌力的衰退，腳部能抬起的高度也會越低，因此，大腦下達的指令和實際肌力之間產生誤差，就容易絆倒。**

此外，在爬樓梯時會絆到腳尖，是因為踮起腳尖的脛前肌功能衰退，這項練習也可以鍛鍊這個部位。

段差處抬腳練習

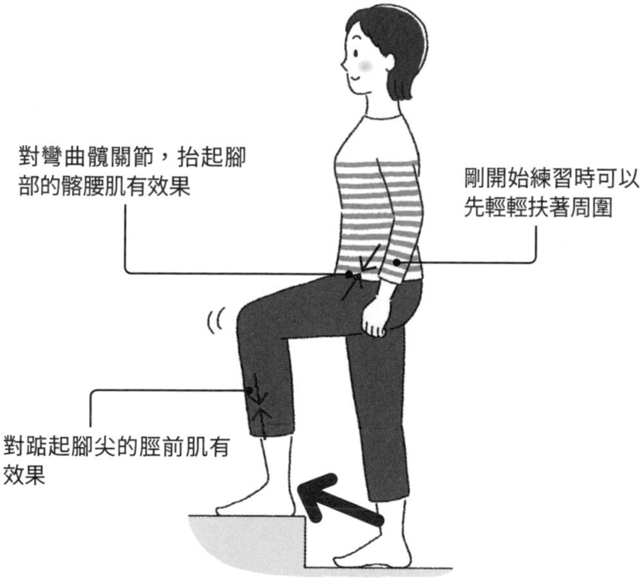
對彎曲髖關節，抬起腳部的髂腰肌有效果
剛開始練習時可以先輕輕扶著周圍
對踮起腳尖的脛前肌有效果

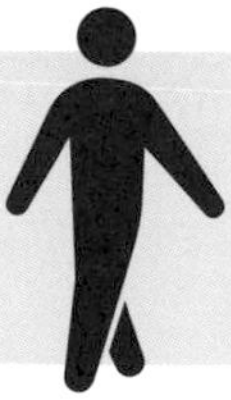

單腳抬起一個台階再放下，接著換另一腳進行相同的動作。左右腳各做 15 回合，左右腳交互鍛鍊效果更佳。

簡單的肌力強化術③

坐著甩手練習

將手大幅度往後甩，提升肩胛骨的活動力和旋轉能力

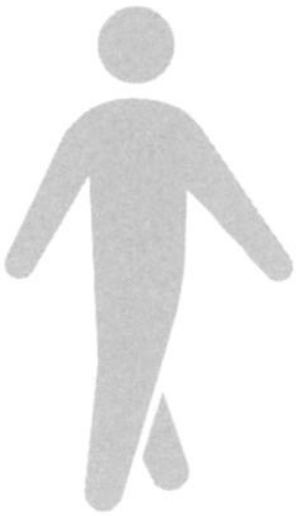

在一般走路的時候，人們會擺動上肢（手臂）、扭動身體，來往前邁進。因此，練習揮動上肢，也能強化身體的旋轉能力。

一旦上了年紀，在走路時手臂的自然擺動便會消失，我們也可以說，在走路時會擺動手部，這個動作在某種程度上

就是年輕的象徵。而比起在日常生活中刻意擺動手部來行走，還不如進行這種鍛鍊運動，既可以強化平衡能力，步態（步行方式）也會有所變化。

可以在站立的姿勢下進行練習，或在呈現坐姿的時候也可以，來試試看將上肢刻意地大幅度擺動吧！再者，筆者也建議將手部向後高高舉起，因為人們往往都只將注意力放在身體的正面，事實上，**負責將身體部位向後抬起的肌肉以及身體後側肌肉的肌力容易衰退**，因此，加強肩胛骨的活動，也能有助於防止肩膀僵硬。

坐著甩手練習

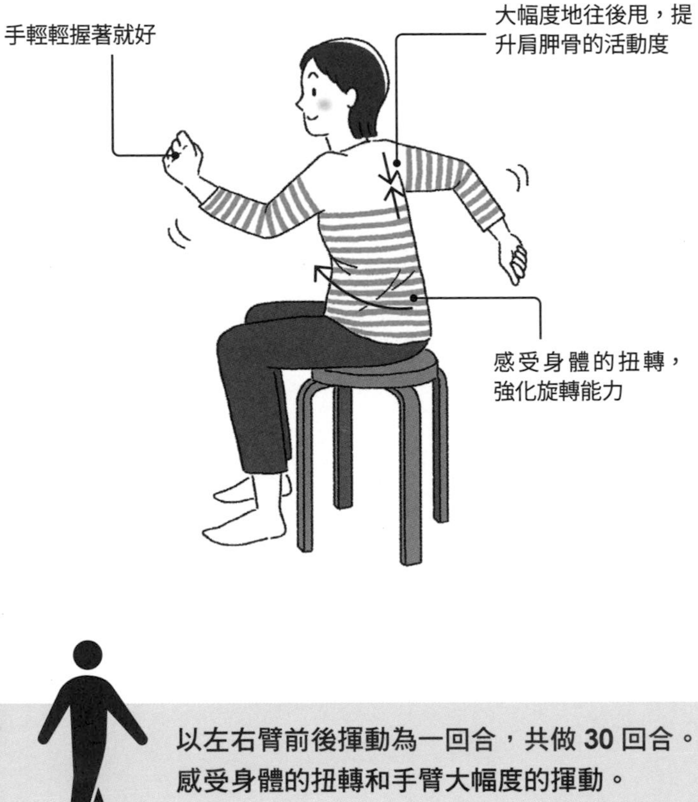
手輕輕握著就好
大幅度地往後甩，提
升肩胛骨的活動度
感受身體的扭轉，
強化旋轉能力

以左右臂前後揮動為一回合，共做 30 回合。
感受身體的扭轉和手臂大幅度的揮動。

簡單的肌力強化術④

坐著單腳抬起練習

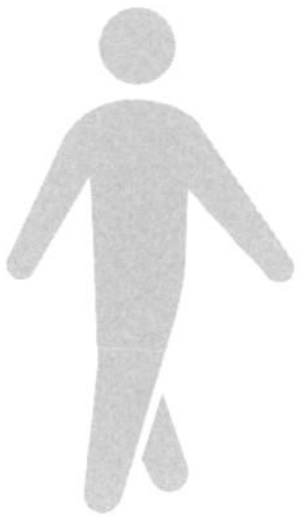

靠著椅背，兩手握住椅子的邊緣

抬腳肌力的訓練也可以坐下來進行，因為主要會運用到的髂腰肌，與站立時、腳往上抬起台階時所運用的是相同的肌肉部位。

坐在椅子上，兩手握著椅子的邊緣來穩住身體。背部要靠著椅背也沒關係，因為靠著椅背還能減少動作帶給腰部的負擔。也可以舒緩膕旁肌這個大腿內側肌肉的僵硬，有助於伸直膝蓋。

請將大腿抬起離開椅子的座面，不需要伸直膝蓋，在抬起單腳後，稍微停頓一下，然後左右腳交互反覆進行，即使大腿只有離開座面一點點，髂腰肌也能確實地進行收縮。

坐著單腳抬起練習

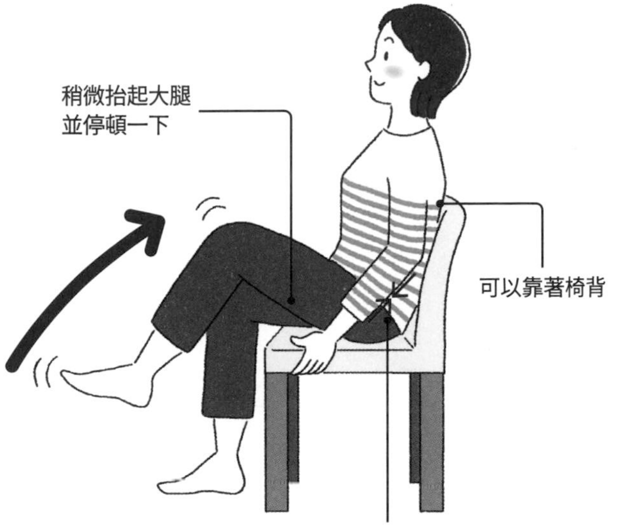
強化用於抬腳的髂腰肌

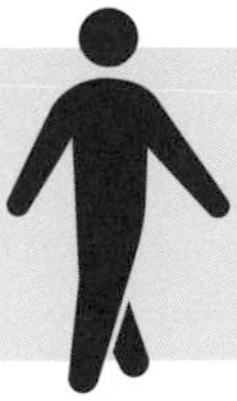

單腳抬起後，稍作停頓，左右腳各練習一次為1回合，共做30回合。手扶著椅子的邊緣，背靠著椅子的椅背。

簡單的肌力強化術⑤

用腳趾將毛巾夾向自己練習

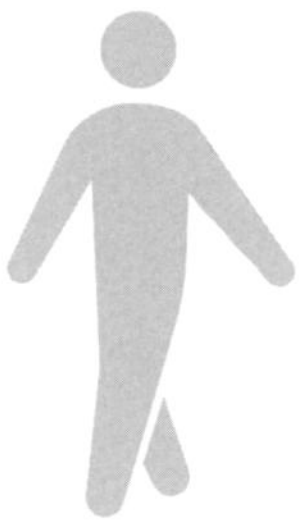

鍛鍊使身體向前傾的「握緊腳趾」功能

這項練習又可以稱作「腳趾抓毛巾運動」，用腳指頭（腳趾）將毛巾往自己所在的方向拉進，以便鍛鍊強化「握緊腳趾」的力量。

這項練習中所謂握緊腳趾的作用，不是為了鍛鍊讓腳指頭能抓住什麼，而是鍛鍊在步行時以腳趾抓住地面，使身體往前推進的重要功能。

在地面鋪上毛巾，並赤腳踩在毛巾上面，用腳趾頭抓住毛巾拉向自己。腳跟要穩固地踏在地板上，只用腳趾慢慢夾起毛巾，並反覆進行此動作，如此一來，步行時牢固地抓住地面的感受會更加明顯。

用腳趾將毛巾夾向自己練習

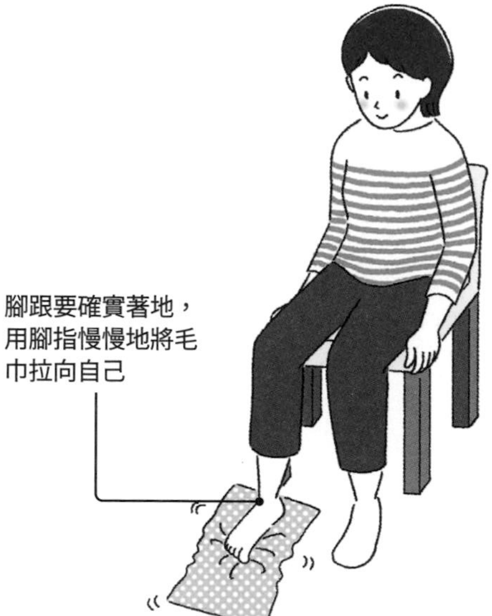
腳跟要確實著地，
用腳指慢慢地將毛
巾拉向自己

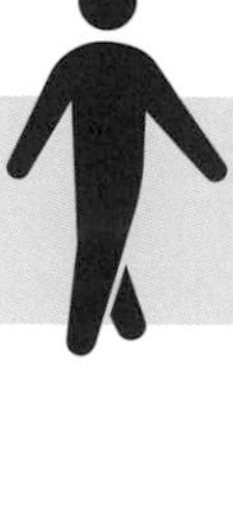

左右腳各做 **5** 回合。毛巾材質不限。用腳指抓住毛巾之後再放開，重覆進行抓住再放開的動作。

MEMO

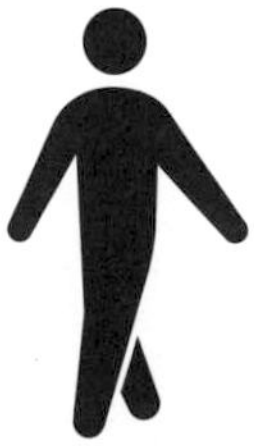

MEMO

MEMO

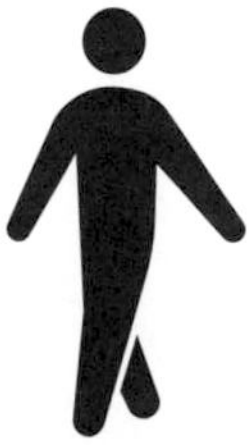

MEMO

第5章

效果一級棒！創造能預防跌倒的生活環境

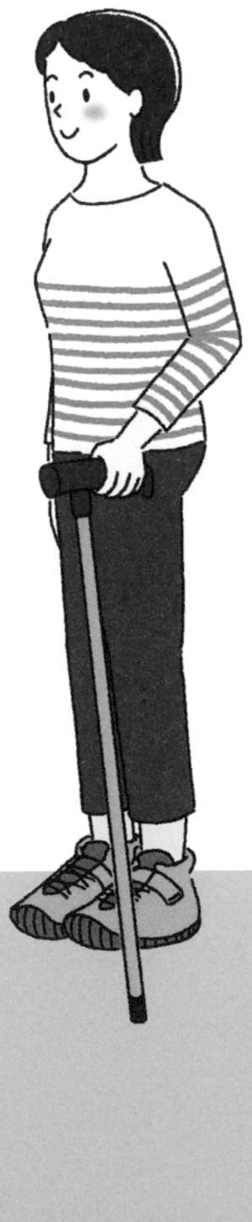

留意鞋子

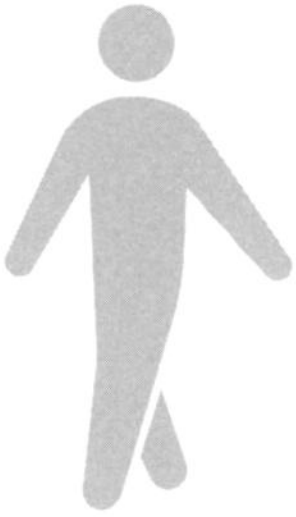

在室內打赤腳是最理想的，不要穿拖鞋或涼鞋

在室內不穿拖鞋是最理想的狀態。

打赤腳接觸地面時，會有更多訊息從腳部傳遞至大腦，**例如面對細微、凹凸不平的地方或是傾斜的地面時，這些訊息會透過腳底確實地接收後，傳達至大腦。**保持腳底可以接受刺激的環境是很重要的，因此若在室內穿鞋，身體會較難

獲得與地面接觸跟練習接收訊息的機會。

但是隨著年歲漸長，腳部的禦寒也不容忽視，建議可以選擇不會滑的拖鞋，而為了能夠靈活運用腳趾緊握的功能，

五指襪也是不錯的選擇！

在室內穿著拖鞋或是夾腳拖之前，請先進行謹慎的判斷，因為拖鞋沒有包覆到我們的腳跟，容易在走路時脫落，只要心裡有不要掉拖鞋的念頭存在，步行時就容易變得不穩定。

一般在走路的時候，腳跟會先接觸到地面，然而隨著年齡的增長，加上足部功能退化的影響，腳跟會漸漸無法與地面完整接觸，若又穿著拖鞋，便會增加跌倒的機會。

留意鞋子

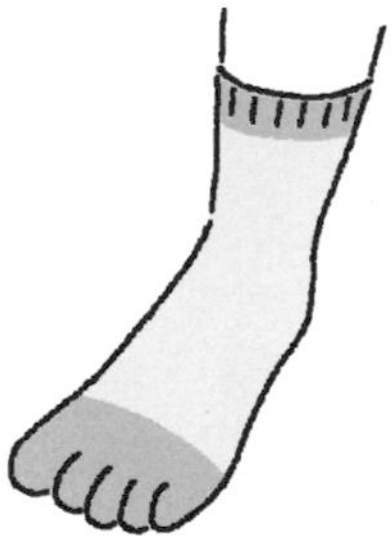

在家穿五指襪

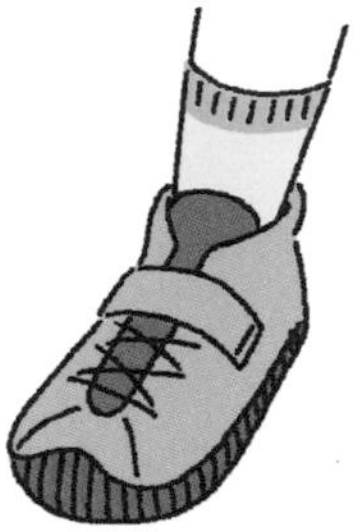

在外穿著運動鞋

另外，如果穿著沒有包覆腳跟的涼鞋，別說是腳跟著地時會有狀況，在往前邁步時也要注意不讓鞋子脫落，也會變得和拖鞋的情況一樣，無法隨心所欲地快速行走，也容易滑倒。

而到了室外時，特別像是去丟垃圾的時候，或是去信箱拿信的時候也要注意穿的鞋子，平常都在穿涼鞋或夾腳拖的人，當行走感到不穩定時，應該好好檢查鞋子是否有問題。

至於需要綁鞋帶的鞋子一旦鞋帶鬆掉了要重新綁好，請儘可能選擇不需要綁鞋帶的鞋子會比較理想。

至於膠底材質的運動鞋、休閒鞋等，多半都有止滑設計，請依照自身需求選擇合適的鞋子吧！

燈光建議採用自動感應燈

半夜起床省得找電源開關

在現今的時代裡，內建人體感應器和光感應器的燈光設備相對便宜。對於年長者或有半夜起床上廁所習慣的人來說，可以選用內建感應器的燈光設備來照明。當晚上身體處在昏昏沉沉的狀態，或在又暗又冷的環境裡醒來，起身走路時，**即使是身處在熟悉的環境中，大腦也已確實地做出指令，但**

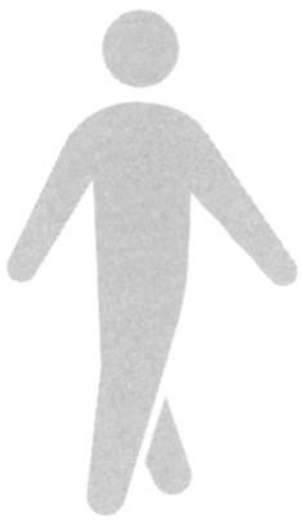

肌肉活動力不足時，就容易發生跌倒的情況。

還有，若是急著去上廁所的時候，還要等身體適應黑暗才起身行動，也有些不合情理吧！

在家中設置伸縮棒或扶手

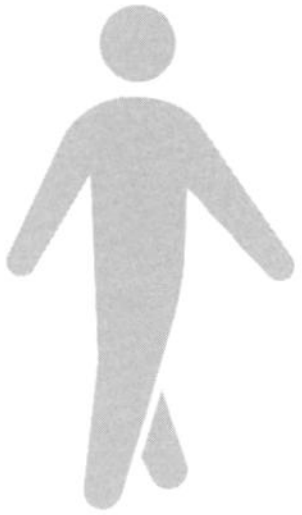

可以放置於床邊或廁所等位置

曾有某位預計出院的患者在接受出院前評估時，我們曾問過他有關家中環境的事情（所謂出院前評估是指患者在出院回家之前，由物理治療師等人員因應出院後的環境，對該患者的身體功能和行動所作的評估）

雖然那位患者的狀況是需要別人幫忙才能走路的，但他無論如何都想靠自己的力量在家中自由行走，所以最後下了出院的決定。出院後他在家中設置了二十根伸縮棒，並在這些伸縮棒之間安裝扶手，創造出在廁所、客廳、飯廳裡都可以移動自如的環境。

這類的伸縮棒在家中很簡單就能安裝。在安裝前，建議先確認天花板和地板的強度，再裝設在堅固的地方即可。

扶手這個東西絕對是有比沒有好。

即使認為沒有特別需要伸縮棒這種物品，但是**只要有它在身邊，從床上起身時也能變得容易許多，只要倚靠著伸縮棒，大多時候都能有助益。**

設置伸縮棒

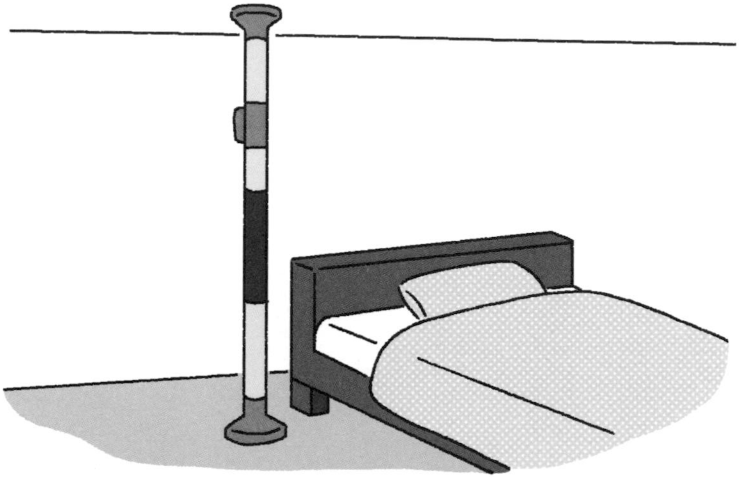

例如在陽台活動時，可能會因為想要轉換方向或是彎下腰來澆花，使得身體呈現不穩定的狀況。便有人在公寓大樓、住宅的陽台等地方設置伸縮棒，做成在澆花時可以倚靠或支撐身體坐下來澆花的設計。

可以依照設計移除階梯段差

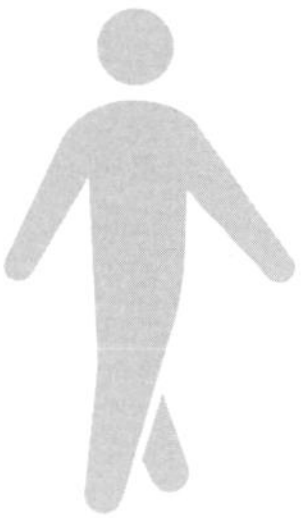

樓梯如果有設置扶手的話，意外地可以減少跌倒機會

雖然說在沒有段差的情況下可以很安全地行走，不過若是沒有了段差，也有可能讓身體跨越段差的能力衰退，那就變得不償失了。因此，階梯段差和安全之間的相關性，很難分出絕對的對錯。但就理想的狀況來說，可以將跨越段差當作一項練習，而在日常生活中，如果沒有段差，這樣的環境

就比較安全。

此外，如果大腦需要記住的段差高度有好幾個的話，就會有點麻煩了，這時可能會無法好好記得每個段差的差距，如玄關的台階邊框、溫泉浴池的段差、進入客廳時的段差、樓梯的高度等，當段差高度變得太過複雜的話，大腦也無法作出正確的判斷。

我們自然不必為了因應各個段差而對自己說「這個段差大約十五公分喔！」，因為身體一般還是會依大腦的記憶做出指令，例如在我們的眼睛看見十五公分的高度與五公分高度之間段差時，能透過大腦立即進行判斷傳達做出動作的指令，**但如果段差只有差距兩到三公分時，大腦下達到腳部，讓腳做出抬高高度的指令也有可能弄錯**，此時，如果手裡又拿著茶杯，等於面對雙重課題待處理時，跌倒的風險更高。

與段差一樣，樓梯的升降，對於下半身肌力較弱的人們會造成負擔，因此，扶手等設置可以解決這類的問題。

當遇到爬樓梯這類的情況時，很明顯地可以看出跌倒的可能性比較少，但**樓梯不管是對於年長者還是年輕人來說都有點恐怖，上下樓梯時請務必謹慎小心。**

惟因應能力，在兩側安裝扶手等的設計是很重要的。

玄關可以設置棧板來調節高度，準備穿鞋時坐的椅子

每個家庭中玄關的段差高度都不同。

雖然最近具備無障礙空間的住宅有所增加，但在家中總還是會有十公分、十五公分段差的地方吧！在透天厝的情況下，有約二十公分左右段差的情況也不少吧！一般的階梯高度大約是十五公分，超過十五公分的話，那便是極大的段差高度。

玄關段差的消除

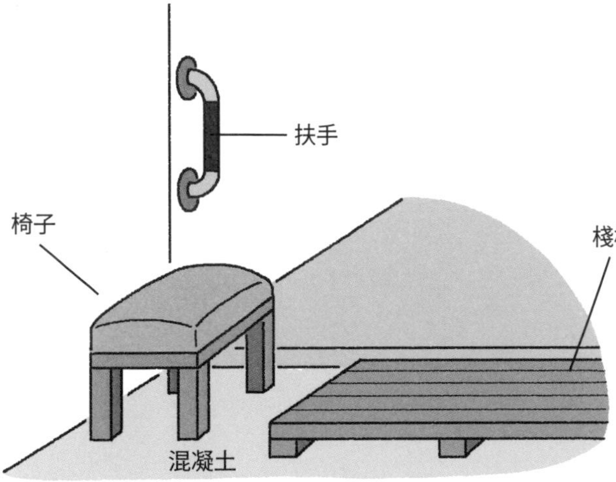

有下半身肌力退化困擾或對此感到擔憂的讀者們，可以在玄關設置扶手或是鋪設類似棧板的物體，利用高度作為緩衝。若是穿鞋子時會容易站不穩，則可以準備椅子，讓自己坐下來穿鞋子，減少跌倒的風險。

靈活地運用手杖，市面上也有折疊式的手杖

會有過暈眩、走路左右搖晃經驗的人可以安心的材質

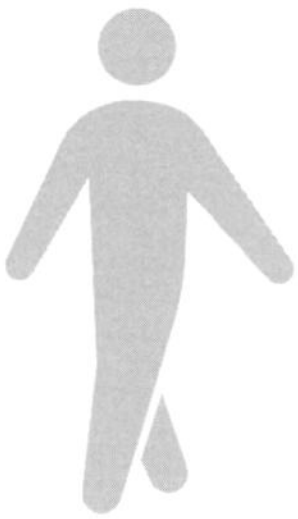

一支手杖最多約能承受身體15%左右的重量，若在走路時可以使用手杖，等於幫身體多增加一股支撐力，穩定性也會比沒有手杖輔助時更佳。

T字杖是最具代表性的手杖類型。一般價格約在五百塊到七百塊左右。也有附長度調整功能，不需要另外再進行切

割及調整。

物理治療師建議挑選手杖長度的標準，以手杖可以放置於身體前方約十五公分，側邊十五公分，握住手杖時肘關節可以呈現約十五到三十度輕輕彎曲的狀態。**手杖的把手要朝向大腿骨的大轉子（髖關節上突出的骨頭）。**

雖說如此，但考量到實際活動的效率，對於手杖的高度還是要依照個人的使用狀況來衡量，在某種程度上是可以自行設定的。但請儘量避免需要將肘關節整個伸展開來使用手杖。

有句話說「防範於未然」，或多或少有過暈眩經驗、感到步履蹣跚的人們，建議可以拿手杖保護自己的安全。

近年來也有很多具備時尚設計感的手杖，也有登山用及健走用的手杖類型。

折疊型手杖較不占空間，在搭乘交通工具時可以放入包包裡，或是可以折疊收納起來。不管怎麼說，**最重要的是可以分辨周遭狀況的好壞**，請抱持「未雨綢繆」與「有備無患」的心態來面對生活吧！

手杖的使用方式

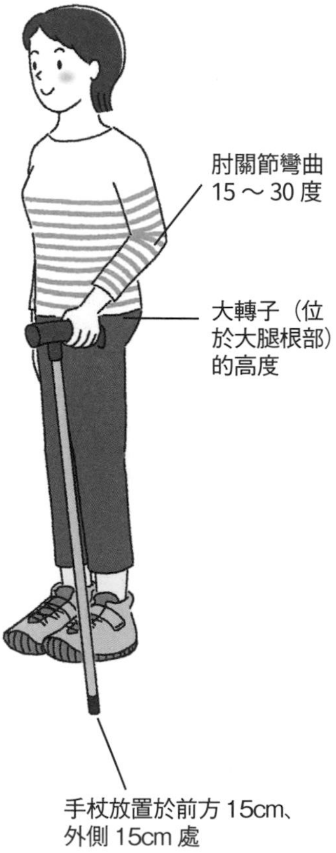

MEMO

MEMO

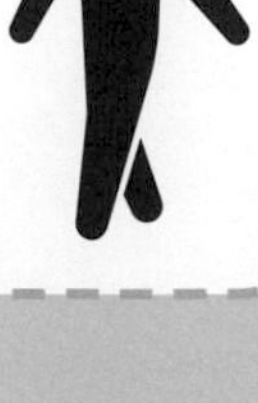

第6章

目前跌倒骨折之最尖端的治療方式

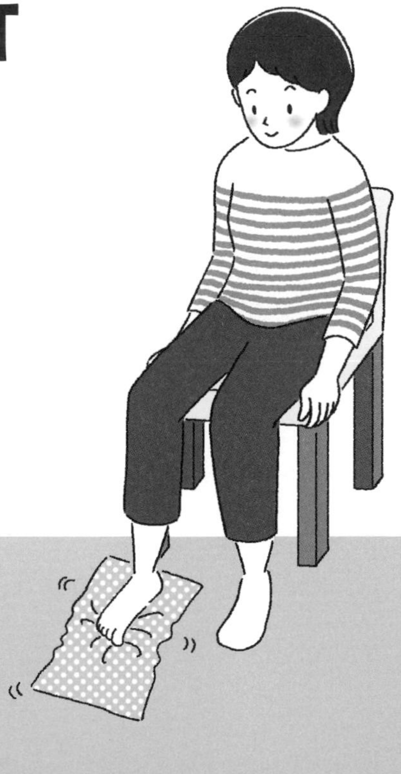

多半銀髮族跌倒後會造成髖關節骨折

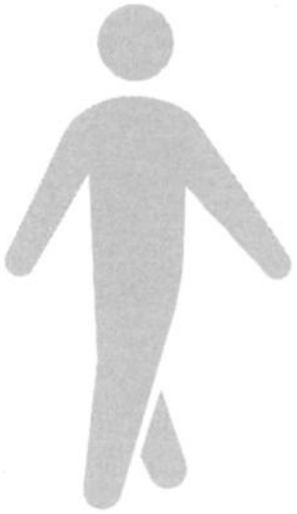

來不及伸出手作出反應，就直接跌倒在地

如第一章所述，銀髮族若發生跌倒骨折的情況，多半受傷的地方在髖關節，而髖關節為連結雙腳的根部、骨盆、股骨（大腿骨）的關節。

根據「股骨頸／轉子間骨折治療的指南（改訂第二版）」，二〇〇七年發生股骨頸／轉子間骨折情況的男性約有三萬

股骨頸／轉子間部位

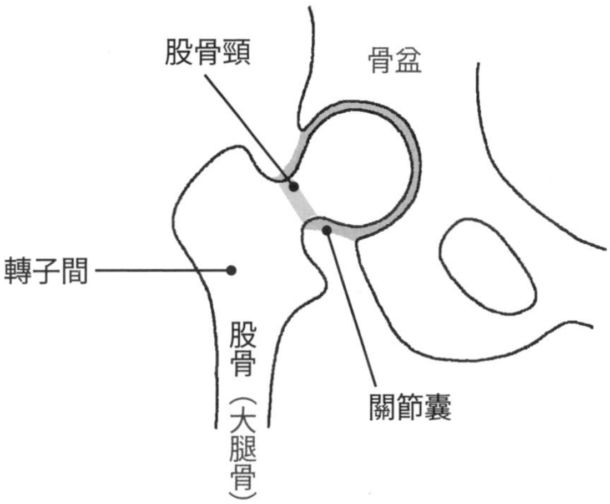

一千人，女性約十一萬七千人，於二〇二〇年約二十五萬人，預計在二〇三〇年應會有三十萬人，由此可知股骨頸／轉子間的骨折情況大多數發生在女性身上。所謂股骨頸、轉子間的位置如下圖所示。

根據同一份調查顯示，若以每一萬人口的

發生率為基準分析各年齡層的數據，股骨頸骨折大約發生在五十歲以後，而七十歲之後，發生在女性身上的情況大幅度增加。

並且很遺憾的是，調查顯示患有股骨近端骨折（股骨頸／轉子間骨折）的銀髮族，在一年內死亡的可能性為10％左右，而其他國家的統計數據為10～30％左右。

在會影響生命預後的因素中，有性別（男性較為不利）、年齡（年紀越大越不利）、受傷前的步行能力（越低者越不利）、失智症（患有症狀者越不利）。

而如果又在患有共病症的地方發生骨折，此時便會引發新的問題。無論如何，誰都不會想發生股骨近端骨折吧！

當發生股骨頸骨折時，大腿的根部會感到疼痛，幾乎無法站立和行走。

這類的骨折，幾乎都發生在患有骨質疏鬆症、骨頭脆弱的年長者身上。因此，股骨頸／轉子間骨折，會隨著高齡化的現象而逐年增加，如同前面所述，骨折患者預計在二〇三〇年會約有三十萬人。

股骨扮演的角色就如同負責握緊拳頭、彎曲手腕的骨頭一樣，身體是以股骨頸在支撐著。**當我們跌倒或摔落時，外力（從外加諸的力量）會集中到彎曲的股骨頸上，便容易發生骨折的情況。**

在某些英文的文獻中，股骨近端骨折也有股骨頸／轉子間骨折這種說法，此外，也可以分為以下兩種：在髖關節當中發生骨折的情況，稱為「關節囊內骨折」，而在髖關節下方，較接近膝部的關節囊外部發生骨折的情況，則稱為「關節囊外骨折」。

骨折的治療方式有哪幾種呢？

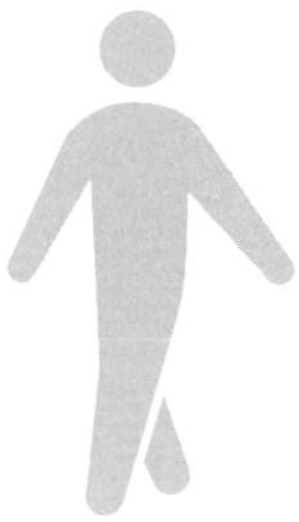

骨質疏鬆症與失智症的關聯性

容易導致股骨頸骨折的主要原因是骨質疏鬆症，所謂骨質疏鬆症如同字面上的意思，是骨骼組織變得疏鬆脆弱，骨頭強度降低的一種疾病，尤其特別好發於年長女性身上。

由於骨頭本身就比較脆弱，也有不少因為較小外力而引發的股骨頸骨折個案。例如臥病在床的年長者，他們的骨頭強度較弱，在更換尿布或就寢時，也可能因而引發股骨頸骨折。

此外，依照患者的認知功能和骨折程度，對於疼痛的反應也會有所不同。**有時候已經骨折了，但骨頭只是出現裂縫，沒有位移，有些人即使感覺的到疼痛，但因為可以照常走路，而沒有發現自己骨折了**，這種情況必須多加注意。

沒有發現骨折的這類情況，也會發生在中度失智症患者身上，而令人驚訝的是，也有的患者骨折時完全沒有感覺到疼痛，最後是因為身邊的人發現患者動作和平常的狀態有所不同，去照了X光片才得知自己已經骨折。

骨折的治療方法，分成接受「手術」，或是非手術的「保存療法」。

在大部分的骨折情況下，會使用保存療法當中，牽拉骨折部位的牽引治療法，意即一邊進行復健治療，一邊等待骨頭接合（骨頭癒合）起來。

而大部分的股骨近端骨折則必須進行手術治療，年長者骨折的話，也可以選擇進行手術，不過，如果全身狀態惡化的話則不能進行手術，反過來說，應視全身的狀況來判斷能否採用手術的方式來治療，在臨床上我們在詢問患者年齡後，常常會感到驚訝（因為患者的精神很好，且沒有進行過手術的經驗，也有人超過九十歲，但外表才大約七十歲左右）。

在身體躺在床上睡覺休息時，每日肌力都會下降幾%，建議年事已高、肌力衰弱的患者儘早進行手術。

現今手術也跟筆者剛當上醫師時相比，技術更為先進了，也能在早期進行復健的治療。

骨折固定術與人工髖關節置換術

股骨近端骨折的手術有分成「骨折固定術」和「人工髖關節置換術」。

所謂骨折固定術是指，在骨折的部位以金屬等零件加以固定、接合的手術法，會用兩到三根骨釘或鋼釘零件來固定住骨頭。手術時醫師會依照骨折的狀態，選擇適當的固定法。

而所謂的人工髖關節置換術，則是切除骨折部位的股骨頸部到骨頭的部分，再使用陶瓷、聚乙烯、金屬等材料替換成人工髖關節的手術方法。

至於骨折時要進行骨折固定術還是人工髖關節置換術來治療，大約取決於骨折的部位是否發生位移，因為當骨頭發生位移時，術後也會較難癒合。

像是患者若本身有骨質疏鬆症，大腿股骨頸的內側只要受到一點點的外力便會發生骨折（關節囊內骨折）的情況；另一種常見的狀況是年長者在發現骨折的前幾天大腿根部開始有疼痛的感覺，但由於還可以行走就擱置不管，等到突然站不起來的時候，才來醫院求助。

一問之下才知道患者可能在過去跌倒時，曾用手去支撐身體，或是跌倒後腳扭到等等很多原因。但當無法站起身時，便可能是骨頭「位移」了。

一般的作法是，若骨折部位的骨頭位移程度較小，則會進行骨折固定術，如果骨頭的位移程度較大，則會採用人工髖關節置換術。

股骨近端骨折的手術方法

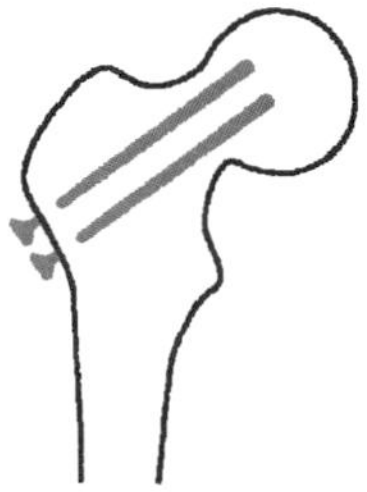

骨折固定術

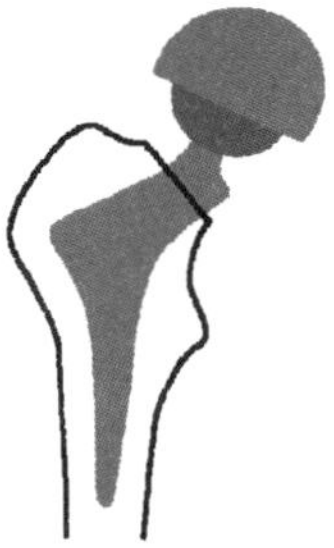

人工髖關節置換術

因為骨折固定術在位移程度較大的部位上進行，會使術後骨頭癒合不易，變成假性關節（骨頭沒有好好互相接合住，呈現搖晃擺動的狀態）。如此一來，併發股骨頸壞死的可能性也會增高。

■依 Garden 分類法而做出選擇

股骨頸骨折依照骨折的程度和偏移（位移）的狀態，可以分成四個階段，稱作 Garden 分類法。

・Garden 分類法

I 型—不完全骨折（骨頭上稍有裂縫）但是輕度的

II 型—完全骨折，但骨頭沒有位移

III 型—完全骨折，骨頭有位移的狀況

IV 型—完全骨折，骨頭完全位移

Garden 分類法

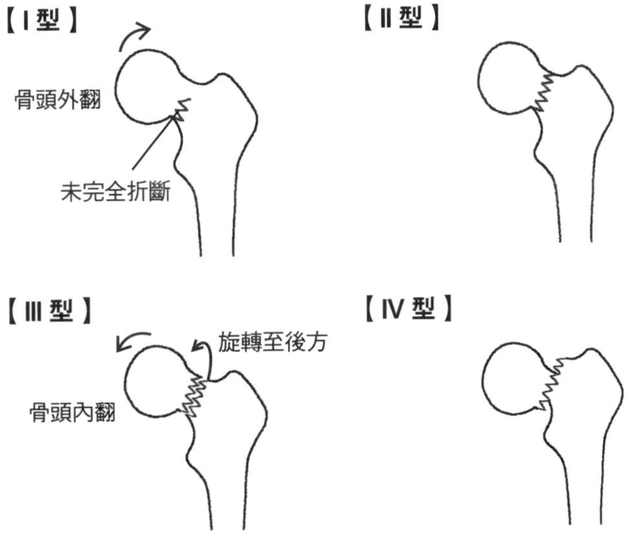

I型、II型又稱為非移位型；III型、IV型則稱為位移型。根據Garden分類法，並經X光檢查確認骨折的程度後，再來選擇治療方式。

爲了「避免再度跌倒」，回家後也要留意身體狀況和環境

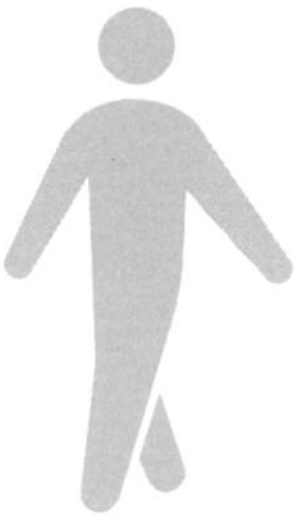

從體格和環境兩方面預防跌倒

原本能夠走路的人，若是遇到髖關節骨折的情況時，如果是典型骨折的話，可以接受人工髖關節置換術，在一個月以內就能出院。而若是對骨折情況感到不安，以及需要復健的患者，在恢復期時可以選擇在醫院裡繼續接受復健訓練（請

根據自身狀況諮詢醫師）。

而若是選擇進行骨折固定術時，如同前文介紹過的，會使用兩至三根的骨釘或鋼釘組件固定骨頭，如果可以堅固地固定住的話，住院時間也會有所縮減。

雖然骨折後可以藉由手術進行治療痊癒，但該如何「避免再度跌倒」才是最重要的概念。

關於跌倒，在醫院裡可分為兩大類，有兩個需要嚴加注意的時期。

一個是住院接受治療的一星期內，由於身體還不適應周遭環境，有可能再度發生跌倒的情況。另一個時期則是，**患者在住院接受治療並且好了很多之後的這一個時期，也就是活動範圍開始恢復擴大的時候，也可能發生跌倒。**

而在出院後，回到自己家中也是一樣需要多加留意和預防，首先，必須將家中打造成不容易跌倒的環境，如前文所述，在燈光、扶手和鞋子等物品或環境上多留心、下工夫。此外就是鍛鍊身體，擁有不容易跌倒的體格，進行平衡能力與肌力的鍛鍊。

若是已經有過跌倒的經驗，為了避免股骨頸骨折，建議必須確實地接受骨質疏鬆的診斷和治療。

關於骨質疏鬆的治療法，基本上應從藥物療法、飲食療法及運動療法等，這三個層面下手進行改善。在筆者先前撰寫的「無論幾歲，在兩個月內改善駝背！」一書中有詳細的解說，敬請多加參考。

MEMO

MEMO

結語

在居家辦公、線上遠距工作已經成為常態的現代社會，身體不怎麼活動的「低活動生活」也變成了日常，若長此以往，身體機能衰退的可能性也會跟著變高，然而如今這樣的狀況正日漸加劇，實在令人感到憂心。

我們身為運動專家最擔心的是，這樣的「低活動生活」會讓人們在穩定步行和生活上所需要的平衡能力不斷退化。

首先，人類的身體在活動時，會從環境中獲得造成身體不穩定的因素和訊息，如此一來，當身體失去平衡時，大腦為了保持平衡，會從環境或過往經驗提供的因素中，自動調整身體的結構避免跌倒。然而，因為前文所講的低活動生活現狀或是因為住院而缺乏活動，則會讓身體習得環境中不穩定因素的機會減少，簡單來說，就是身體會喪失藉由活動來保持肌力的機會。

通常人們一天至少會走兩千步到三千步，有在工作的人可能一天會走七千到一萬步，或者可能多到一萬五千步。然而，多數住院的患者，一天大約只會走兩百到五百步而已，因為他們沒有走路的必要，這樣的狀況持續幾個月以後，患者的步行能力就會下降，在走路時便會感到不安。

至於不需工作、在家生活的銀髮族們，筆者認為他們每日的步數和住院中的患者差不多，建議銀髮族們可以使用手機的計步器應用程式功能，確認自身是否處在活動量不足的狀態，因為活動量不足會造成肌力衰退，也會使大腦應對周遭環境進行微調整的修正機會減少。

為了避免上述情況，請務必讓自己活動起來！

相信不管是誰都會希望自己一雙勇健的雙腳，能自在行走吧！筆者們也不例外。

在日常生活中，相信大多數的人還是會擔心跌倒這件事，然而我們無法預知意外會在什麼時候發生，通常在發現自己的平衡能力衰退，甚至真正跌倒之前，誰都覺得自己的身體沒有問題。

復健醫療是深入探究因疾患使身體機能衰弱、造成身體能力退化的相關因素後，加以治療的醫療系統。

復健運動與藥物治療都是需要定期並持續地進行下去的，如果能夠持之以恆，便極有可能使身體機能得到強化跟提升。

筆者與安保教授在進行深入討論過後，認為復健過程應大致投入兩個月的時間，而在鍛鍊的過程中，最重要的是持續下去，與其等到以後才做，不如現在就開始改變，讓我們一起加油吧！

中山恭秀

60 天重塑你的平衡感與肌耐力

來自日本百年醫大的體格鍛鍊術，教你站穩生活中的每一步，避免跌倒風險和骨折危機！日本百年醫大的體格鍛鍊術，教你站穩生活中的每一步，避免跌倒風險和骨折危機！

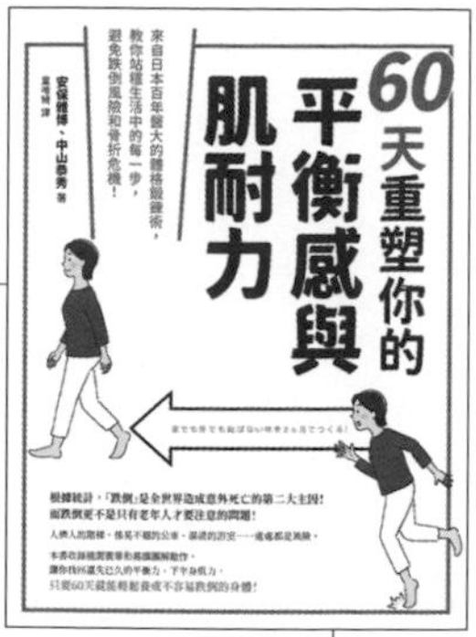

作　　者　安保雅博、中山恭秀
譯　　者　童唯綺
發 行 人　林敬彬
主　　編　楊安瑜
編　　輯　林佳伶
美術設計　陳語萱
行銷經理　林子揚
行銷企劃　戴詠蕙
編輯協力　陳于雯、高家宏

出　　版　大都會文化事業有限公司
發　　行　大都會文化事業有限公司
11051 台北市信義區基隆路一段 432 號 4 樓之 9
讀者服務專線：（02）27235216
讀者服務傳真：（02）27235220
電子郵件信箱：metro@ms21.hinet.net
網　　　址：www.metrobook.com.tw

郵政劃撥　14050529 大都會文化事業有限公司
出版日期　2024 年 02 月初版一刷
定　　價　400 元
I S B N　978-626-97806-8-6
書　　號　Health+200

國家圖書館出版品預行編目（CIP）資料

60 天重塑你的平衡感與肌耐力 / 安保雅博 , 中山恭秀著 ; 童唯綺譯 . -- 初版 -- 臺北市 : 大都會文化事業有限公司 ,2024.02
192 面 ; 17×23 公分 . -- (Health+200)
ISBN 978-626-97806-8-6(平裝)

1. 肌肉 2. 運動訓練 3. 運動健康 4. 老年醫學

411.71　　112021194

大都會文化
METROPOLITAN CULTURE

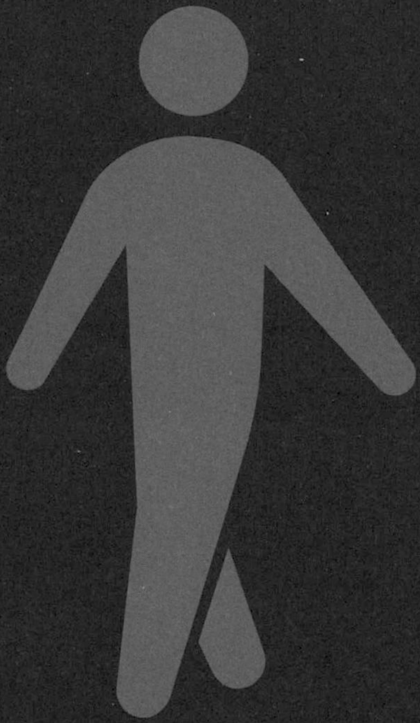

大都會文化
METROPOLITAN CULTURE